图说肿瘤免疫治疗
专家为你解惑

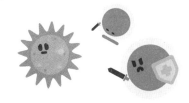

主 编　沈　琳

副主编　彭　智　高　静　齐长松

编　者　（按姓氏拼音排序）
　　　　程思远　葛　赛　国仁秀　刘　畅　谢　通　薛　静　余　琪
　　　　张　琪　张丽燕　张旭晖　张哲宁

绘　图　小大夫漫画

人民卫生出版社
·北京·

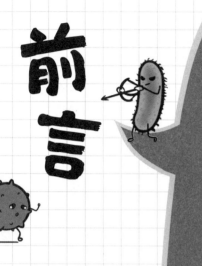

前言

《肿瘤那些事儿：专家为你解惑》自出版以来，受到了广大患者和家属的欢迎，《图说肿瘤免疫治疗：专家为你解惑》是它的姊妹篇。免疫治疗是当下非常热门同时也是非常有前景的肿瘤治疗方式之一。与传统的化疗不同，免疫治疗具有独特的疗效及不同的不良反应，这也给很多肿瘤患者与家属带来了新的困扰。肿瘤专业医生每天都会面对患者及家属的各种疑问，如"什么是肿瘤免疫治疗？""免疫治疗和以前的化疗有什么不一样呢？""免疫治疗是如何杀伤肿瘤细胞的？""什么样的肿瘤患者可以使用免疫治疗？""现在有这么多免疫治疗药物，我该选择哪一种？""什么是临床研究？现在有很多免疫治疗药物临床研究，我应不应该参加？""我使用了增强免疫力的药物，是不是可以增加免疫治疗疗效呢？""在接受免疫治疗时，我该如何调整饮食？""我在使用免疫治疗时会出现哪些不良反应？"……这些问题既反映出大众对免疫治疗认识的不足，也让我们看到了许多共性的问

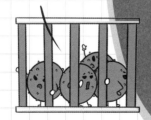

题。忙碌的医生很难一一详细回答这些来自患方的切身问题，而患者、家属或者亲人朋友得不到想要的解答，更会忐忑不安，甚至病急乱投医。在多年的从医生涯中，我们深深地体会到，除了要解决患者身体上的痛苦，还应解决患者和家属乃至社会大众心中的困惑，本书就是基于这样一个朴素的想法编写而成。

我们把所有咨询问题归类总结，结合一线肿瘤专科医生与护士的临床经验，征求了部分患者和家属的意见，紧密围绕患者、家属在肿瘤免疫治疗方面最关心、最困惑的问题，用通俗易懂的描述与形象有趣的漫画，给大家一个清晰明了的解答。

期望本书的出版，可以让大家正确认识肿瘤免疫治疗，比如什么时候应当使用免疫治疗，如何使用免疫治疗，以及免疫治疗期间应当注意的事项等，从而更好地从肿瘤免疫治疗中获益，更好地与医生沟通交流，实现治疗效果的最大化。希望这本书能成为您健康的小助手、温馨的小帮手，医患携手共克难关。

沈琳

2021 年 8 月

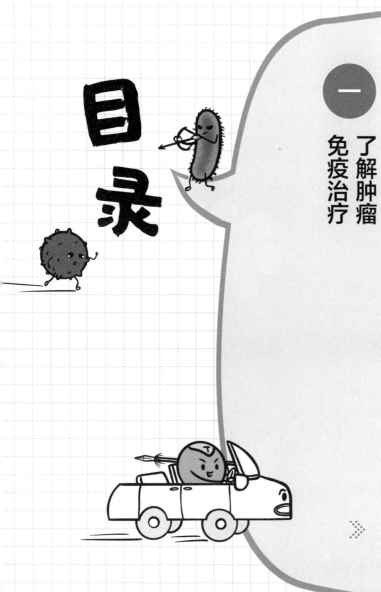

目录

应对肿瘤免疫治疗的不良反应

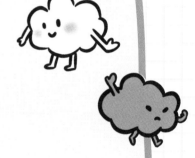

目录

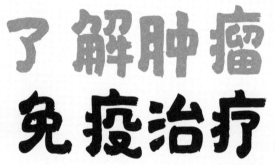
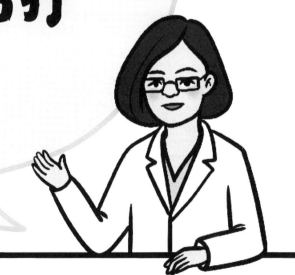

了解肿瘤免疫治疗

人体内驻扎的联防部队
——免疫系统

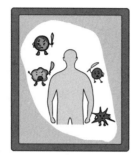

哎，平时总跟你说要注意饮食、多加锻炼、规律生活，身体好才能提高抵抗疾病的能力。你就是不听，也不知道你这身体怎么了，三天两头就不舒服跑医院，真是糟心……

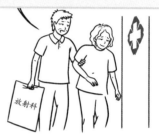

2

谁也不想这样啊，我从小身体就弱，已经很难受了，你还抱怨。

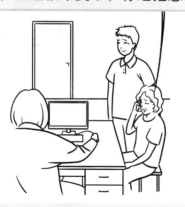

3

大爷主要是担心您，但他又不知道该怎么办，所以您把具体情况跟我聊聊吧。

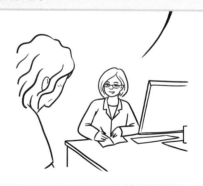

我这几天胃口很差，吃不下东西，即便吃了也不舒服，也经常恶心反胃，当地医生建议我来大医院看看。我担心胃里长了什么……

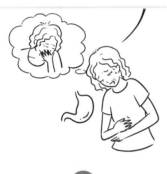

医生，她身体素质太差，其实她这种情况以前也经常有，只是没有这次这么严重。这些年，大小感冒她从来没有落下过，感觉风一吹就要倒下……

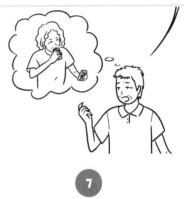

两位先别着急，根据目前情况，我先安排你们做几个检查，判断下到底什么原因导致胃口不好、难受，至于您说的她从小身体弱、经常身体不舒服，有可能是免疫系统问题，导致身体抵抗疾病的能力下降。

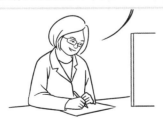

免疫系统问题？能不能耽误您几分钟跟我简单说说呢，或许对改善我的身体有帮助呢。

免疫系统？

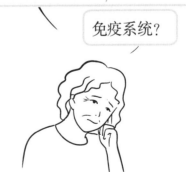

一 了解肿瘤免疫治疗

免疫系统，简单来说，就是我们人体内驻扎的一个联防部队，这个部队里面包含多种多样不同角色的哨兵。这些哨兵共同的作用就是消灭对我们身体有害的外来物质及身体内产生的有害物质，保护我们身体健康的。

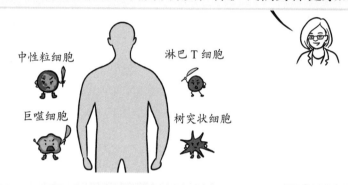

中性粒细胞

淋巴 T 细胞

巨噬细胞

树突状细胞

虽然我不太明白细节，但听您的意思，我们人体的免疫系统很复杂也很强大。既然有这么多的哨兵守护，我为啥这么弱不禁风，难不成我体内的哨兵都是草包？

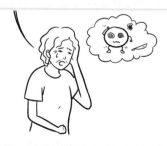

哈哈，您这么形容也对也不对。免疫系统应该是我们人体内最复杂的一个系统了，像一张大网一样遍布全身各处。虽然哨兵非常多，但哨兵的类型、数量等千差万别，并且不断更替或慢慢退化。

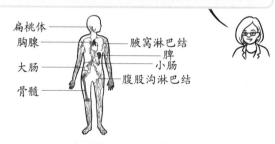

扁桃体
胸腺
大肠
骨髓

腋窝淋巴结
脾
小肠
腹股沟淋巴结

11

随着人慢慢变老，免疫系统作战能力会减弱。

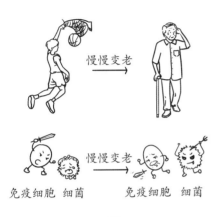

慢慢变老

慢慢变老

免疫细胞 细菌　　　免疫细胞 细菌

12

我们将体内哨兵归纳为两大类：有固定住所的哨兵（固有住所是指：扁桃体、淋巴结、骨髓等免疫器官）和四处游荡的哨兵。

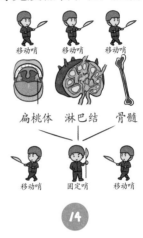

移动哨　移动哨　移动哨

扁桃体 淋巴结 骨髓

移动哨　固定哨　移动哨

13

为了便于大家理解，四处游荡的哨兵又分为两大类，一类为可以主动作战的哨兵（如淋巴细胞、中性粒细胞等免疫细胞），另一类为被动作战的哨兵（如免疫球蛋白、干扰素等免疫分子或因子）。

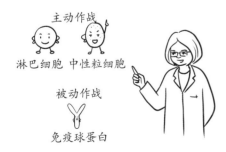

主动作战

淋巴细胞 中性粒细胞

被动作战

免疫球蛋白

14

哇，您的形容很形象，我感觉又明白了很多，可是，根据您的经验，像我这样的情况是哪里的哨兵出了问题？

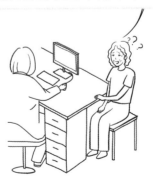

这个问题太复杂，不好回答，很可能永远也回答不了。譬如一个庞大的部队作战失败了，能怪罪到某个战士身上吗？肯定不能吧，因为这是整体作战结果，有内因也有外因。免疫系统也一样，它的作战，是免疫器官、细胞、分子等发挥各自优势，互相协作密切配合的一个过程。

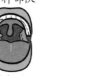

特种部队

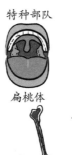

扁桃体

骨髓

陆军

腋窝淋巴结

颈部淋巴结　　腹股沟淋巴结

海军

免疫球蛋白

同时，免疫系统也不是孤军作战，它需要跟其他各个系统，如神经系统、消化系统等相互配合，才能保证人体的正常运行。人体内任何一个系统紊乱，都会引起其他系统出现相关症状，比如人头晕时经常胃口也不好，四肢也无力等。

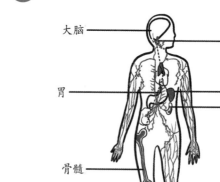

大脑　　扁桃体

胃　　脾　　小肠

骨髓

图说 肿瘤免疫治疗 专家为你解惑

17

那医生，对我这种"见风就倒"的人，有什么好办法吗？哪怕改善一点儿也好呢。

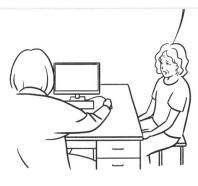

18

最重要的是你要对自己有信心。即便最后查不出具体原因，我们也可以在现有基础上，使你的身体慢慢强大起来。譬如：循序渐进地锻炼身体，选择自己容易接受的锻炼方式（瑜伽、慢跑等）；养成好的作息习惯，保证足够的睡眠。

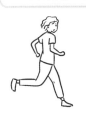
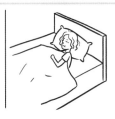

19

胃口不好时选择自己爱吃的食物或水果等慢慢改善，或者看一些关于美食方面的视频，带动自己的胃口；保持心情开朗，多跟大家聊聊天，转移一下注意力等。总之，改善免疫系统提高身体战斗能力是一个循序渐进、多方协作的过程。

明天来家玩哈

小蛋糕

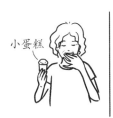
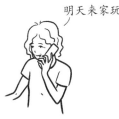

20

太感谢您了，占用了您这么长时间，我们赶紧预约检查去了，拿到检查结果再找您看，希望那时我的状态会有所好转。

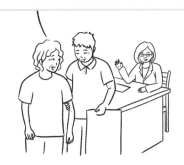

一　了解肿瘤免疫治疗

肿瘤免疫治疗的来龙去脉

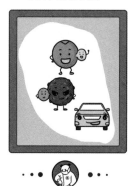

1

医生，我又来复诊了，这是我的检查结果，您看看我前期治疗效果怎么样？后续还需要怎么治疗？

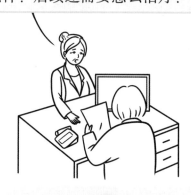

2

根据您目前检查结果，肿瘤没有长大，也没有缩小，疾病控制还可以，继续用原来的方案再治疗两个周期看看。

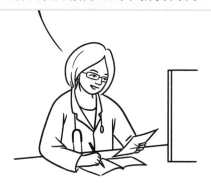

3

肿瘤没有缩小呢（有些失望），医生，我在病友群里看到很多病友都说自己在接受免疫治疗，效果很不错，我也很动心，这个免疫治疗是怎么回事呢？

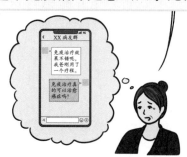

肿瘤免疫治疗说起来比较复杂，它包括多种不同免疫治疗类型，如肿瘤疫苗、免疫检查点抑制剂、CAR-T、细胞因子疗法等。

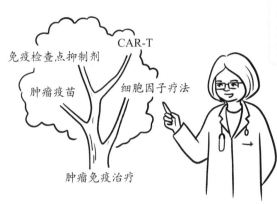

不过，您听说的肿瘤免疫治疗，大部分是接受以 PD-1/PD-L1（程序性死亡受体 -1/程序性死亡受体 - 配体 1 的缩写，如同人的名字）抗体为代表的免疫检查点抑制剂治疗，少部分接受 CAR-T（嵌合抗原受体 T 细胞）治疗，这是最近几年肿瘤治疗领域最火热的治疗方法了，尤其 PD-1 / PD-L1 抗体免疫治疗。

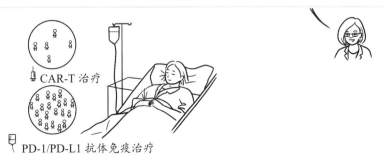

6

医学太高深了，听这两个抗体的名字，感觉像一对双胞胎或亲兄弟一样，名字都差不多，这是怎么一回事呢？

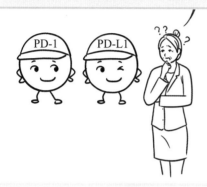

7

您这样理解也有道理，他们的关系的确很密切，但其扮演的角色差别较大，PD-1 这个分子主要表达在身体的免疫细胞 T 淋巴细胞表面，而 PD-L1 分子主要表达在肿瘤细胞表面，PD-1 和 PD-L1 见面就想拥抱一起。

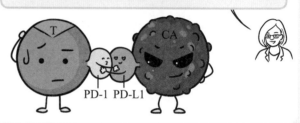

8

本来淋巴细胞见到肿瘤细胞应该攻击杀伤它，但如果看到肿瘤细胞表面的 PD-L1，就像见到久违的恋人一样，其表面的 PD-1 就与 PD-L1 结合了，狡猾的肿瘤细胞以此释放抑制信号，抑制淋巴细胞功能，使自己逃脱继续危害我们人体。

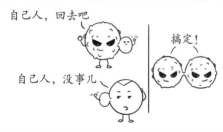

9

挺有意思，感觉像英雄难过美人关的故事。所以，我们就要用相应药物制止他们的结合，从而发挥了抗肿瘤作用吧？如果真是这样，又感觉像棒打鸳鸯，哈哈。

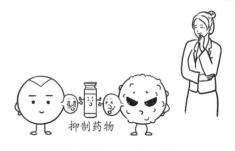

没错，科学家们很聪明，就发明了前面说的 PD-1 抗体或 PD-L1 抗体，这两个抗体作用一样，都是阻断 PD-1 和 PD-L1 结合，使淋巴细胞发挥抗肿瘤作用。

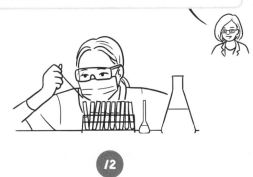

PD-1 抗体负责结合淋巴细胞表面 PD-1，而 PD-L1 抗体负责结合肿瘤细胞表面 PD-L1，不管哪个抗体都类似于在 PD-1 和 PD-L1 之间横插一杠，阻止它们结合。

PD-1 抗体　　PD-L1 抗体

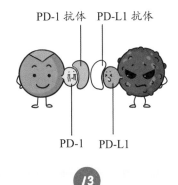

PD-1　　PD-L1

明白了，原来医学这么有意思。对了，医生，您说的还有一些人接受什么"CAR"的治疗，是什么东西？应该不是"汽车"的意思吧。

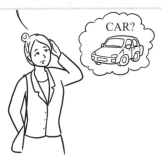

CAR?

是"嵌合抗原受体 T 细胞（CAR-T）"治疗（在后续章节会有讲解），"CAR"是一种专业医学术语的简称，"T"就是 T 淋巴细胞，不过我们在这里可以形象地把"CAR"理解为"汽车"，类似于给 T 细胞配备一辆专职汽车，拉着 T 细胞快速到达目的地有效杀伤肿瘤细胞。

走！　发现目标！

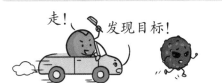

一

了解肿瘤免疫治疗

目前，"CAR-T"已获批的适应证是血液病、淋巴瘤（国外部分国家获批，目前国内获批的适应证是淋巴瘤），对于大多数实体肿瘤（如胃癌、胰腺癌等）来讲，"CAR-T"尚处于探索阶段。

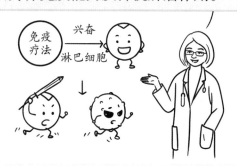

谢谢医生，我要去病友群里显摆显摆。医学太专业了，其他免疫疗法估计我更听不懂了。

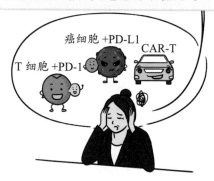

您先安心治疗，至于前面提到的肿瘤疫苗、细胞因子等免疫疗法以后有机会再慢慢详细了解吧，大致原理都是通过激活身体免疫能力发挥抗肿瘤作用。

回去我可以上网大致学习一下，如果我没有理解错，肿瘤疫苗就如同乙肝疫苗吧，哈哈，我这是照着葫芦画瓢。

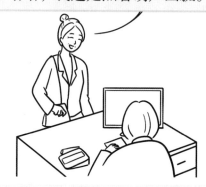

图说 肿瘤免疫治疗 专家为你解惑

0/2

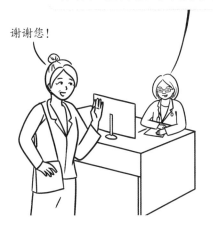

哈哈！记得按时来复诊。

谢谢您！

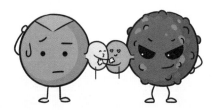

了解肿瘤免疫治疗

免疫治疗和化疗有什么不一样

1

医生，听说最近很流行免疫治疗，免疫治疗也是化疗的一种吗？

不是的。"化疗"是化学疗法的简称，是一种使用化学药物直接杀死癌细胞的治疗方法。

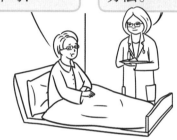

2

化疗药物攻击体内所有快速分裂的细胞，尤其是生长迅速的肿瘤细胞。但是我们人体本身就有对抗外来敌人的武器，那就是我们的免疫系统，只是有时候这个武器火力不够，那么免疫治疗就是通过增强患者自身免疫功能，进一步抵抗肿瘤的治疗方法。

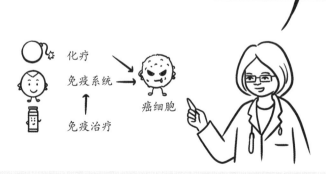

免疫治疗的工作原理分为两个方面。一方面是整体升级免疫系统，使其活性处于更加活跃的状态，另一方面是通过"教育"免疫细胞，使其更好地认识、抓获肿瘤细胞并一举歼灭它们。

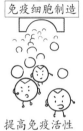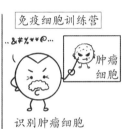

提高免疫活性　识别肿瘤细胞

哦，免疫治疗是升级我自己的免疫系统，来对抗肿瘤呀，那这个免疫治疗是不是比化疗安全多了啊？

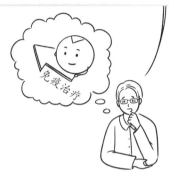

这两种治疗方法都有各自的不良反应，而且不良反应是不太一样的。化疗的目的是杀死那些快速生长的细胞，其中就包括了一些迅速分裂的正常细胞，比如骨髓、胃肠道和毛囊中的细胞。这也是化疗常见不良反应的原因，如脱发、恶心、呕吐、白细胞计数减少、红细胞计数减少（贫血）、血小板计数减少、腹泻和黏膜炎。

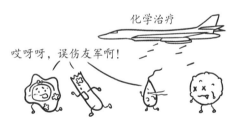

骨髓细胞　胃肠道黏膜细胞　毛囊细胞　肿瘤细胞

一

了解肿瘤免疫治疗

6

免疫治疗会有免疫系统异常激活带来的不良反应，一般是由免疫系统过度激活或者方向错误造成的，比如皮疹、腹泻等。因为每个人的免疫系统状态千差万别，每个人可能发生的免疫治疗不良反应差别是很大的。

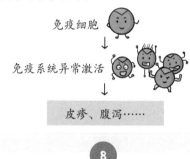

免疫细胞

↓

免疫系统异常激活

↓

皮疹、腹泻……

7

总体来说，免疫治疗不良反应的发生率确实比传统的化疗低很多，尤其是化疗常见的不良反应恶心、呕吐很少发生，所以对于一些年纪大、身体虚弱不愿意接受传统化疗的患者，可以考虑使用免疫治疗。

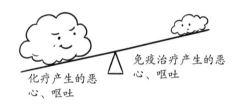

化疗产生的恶心、呕吐

免疫治疗产生的恶心、呕吐

8

这样听起来免疫治疗非常安全呀，还不会导致恶心和呕吐，那我想直接使用免疫治疗不想用传统化疗了。

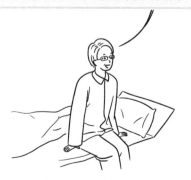

9

不建议这样。我们目前的研究提示，不是所有患者都能够从免疫治疗中获益。所以，选择哪一种治疗方法要咨询医生，根据实际情况来决定。而且，免疫治疗的不良反应千差万别，有些情况甚至会危及生命！如果您在免疫治疗的过程中有任何不适，一定要及时就医，不能大意。

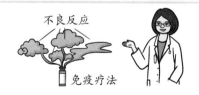

不良反应

免疫疗法

图说 肿瘤免疫治疗 专家为你解惑

好的，医生，看来免疫治疗也不能说是绝对安全，不可大意呀！那免疫治疗的治疗效果比化疗效果差还是好呢？

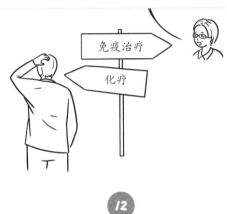

患者对免疫治疗和化学疗法的反应时间有所不同。例如，在化学疗法治疗中，肿瘤可能立即开始缩小。对于免疫治疗，需要免疫系统动员起来攻击肿瘤，才能看到治疗的效果。

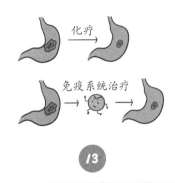

有时，免疫治疗开始后，肿瘤甚至看起来还在生长，但实际上，肿瘤生长的原因可能是免疫细胞浸润到肿瘤中，这种现象称为假进展。这在免疫治疗中并不罕见，但并不意味着该治疗无效，需要观察一段时间后才知道有没有起作用。

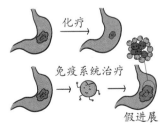

原来是这样，相当于这个免疫治疗是给我的免疫系统上课呢，需要耐心等一等治疗效果呀。

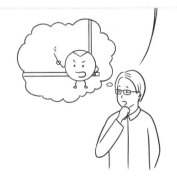

了解肿瘤免疫治疗

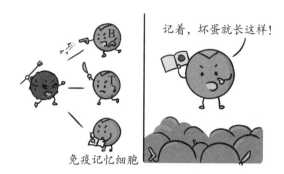

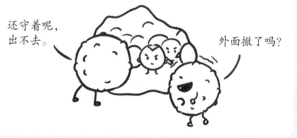

另一方面，化疗需要药物保留在体内才能持续发挥杀伤肿瘤细胞的作用，也就是说停药以后作用就停止了。而免疫疗法最大的优势和突破就在于，由于免疫系统能够识别并记住哪些是肿瘤细胞，它可以提供长期的保护，这种免疫"记忆"使持久的缓解成为可能。

记着，坏蛋就长这样！

免疫记忆细胞

临床研究表明，即使在免疫治疗完成后，治疗的获益也可能持续存在。也就是说，停药以后，在相当长一段时间里（数月至数年），您的免疫系统还能持续发挥攻击肿瘤细胞或抑制肿瘤细胞生长的作用！

是这样啊，真是太神奇啦！

还守着呢，出不去。

外面撤了吗?

图说 肿瘤免疫治疗 专家为你解惑

相对于传统的化学治疗来说，免疫治疗还处在一个比较新的阶段，随着临床试验和科学研究的发展，相信以后会有越来越多的人群可以通过免疫治疗获得疗效的！

那真是太好了！

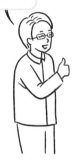

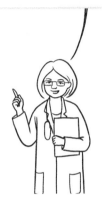

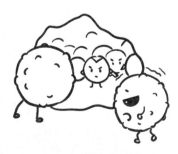

了解肿瘤免疫治疗

不打无准备之仗：免疫治疗前检测

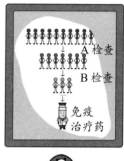

A 检查
B 检查
免疫治疗药

1

医生，我上周确诊了结肠癌，肝脏上已经有了转移灶。我在网上查到，现在有一种方法叫免疫治疗，据说特别好，请问我可以用这种治疗方法吗？

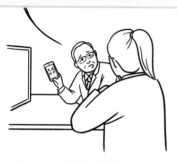

2

您好，先不要着急，虽然免疫治疗是一种好方法，但并不是"神药"，不是所有人都适合免疫治疗这种方法。

我只适合一部分患者呢

免疫治疗药物

3

是的医生，我也知道，世界上没有什么是万能的。但是我听一个病友说，他用免疫治疗后，不仅没有什么不良反应，而且肿瘤还明显缩小了。听完之后我也想用免疫治疗了。

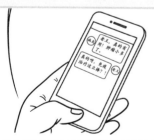

4

免疫治疗确实在一些患者治疗中疗效较好，PD-1/PD-L1 抑制剂是现在最常用的免疫治疗药物。免疫治疗是通过激活自身免疫系统来杀伤肿瘤细胞的。但因为每个人的免疫状态是不一样的，所以有些患者疗效好，有些患者就可能没有效果。

免疫治疗
（PD-1/PD-L1 抑制剂）

激活免疫系统

疗效好。　　　　　没有效果。

5

那么我怎么才能知道我是不是有效的那一部分人呢?

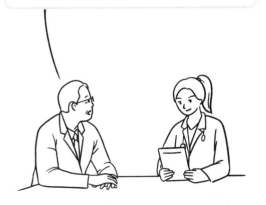

6

我们需要在免疫治疗前做一系列的检测来进行判断。比如在结肠癌患者中，有一些患者基因型表现为"微卫星高度不稳定"，这一类的患者肿瘤组织里的免疫细胞特别丰富，因此免疫治疗更容易产生效果。但是其他类型的患者效果就很差了。

结肠癌，"微卫星高度不稳定"最适合我。

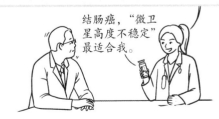

了解肿瘤免疫治疗

7

我明白了，不是所有人都有效果，所以要做检查进行筛选。

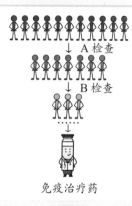

免疫治疗药

8

是的，这些检查主要是用来明确免疫治疗获益可能性大小的。由于免疫治疗有特殊的不良反应，有时会非常严重，并且在特定的人群中更容易出现，所以我们还要做一些检查明确您是否属于这类特定人群。

还得过一道关。

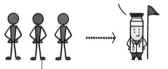

对免疫治疗有特殊不良反应的患者

9

原来免疫治疗的不良反应还有特定容易出现的人群，那确实应该做检查评估一下，如果治疗后没效果反而出现了严重的不良反应，那就得不偿失了。那请问医生，我们都需要做哪些检查呢？

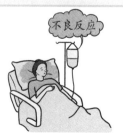

不良反应

10

评估免疫治疗获益可能性的检查包括：微卫星状态、PD-L1 表达水平等，通过采集静脉血或肿瘤组织均可进行相关检测。但是需要注意，不同肿瘤需要检测的项目并不一样，需要由主管医师根据患者实际情况进行选择。

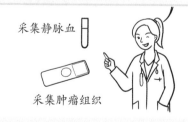

采集静脉血

采集肿瘤组织

11

评估不良反应发生风险的检查主要包括：血常规、肝肾功能、乙肝病毒检测、甲状腺功能等抽血化验项目，以及心脏超声、胸腹 CT 等影像学检查项目。

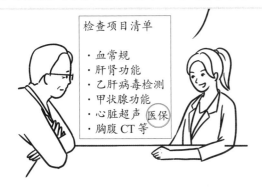

12

检查项目很多呀，那费用方面大概需要多少钱呢？检查结果多久可以出来，如果合适的话，我想尽快开始治疗。

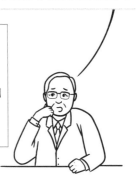

13

这些项目大部分都在医保范围内。一般在 1 ~ 2 周就可以拿到全部的检查结果，到时候就可以开始准备下一步治疗啦！

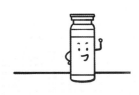

了解肿瘤免疫治疗

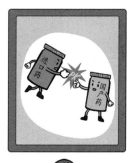

**乱花渐欲迷人眼，
免疫治疗药物到底该选哪一种**

您好，请坐，我们来一起商量一下您的治疗方案。综合您的各项检查结果，我建议您使用免疫治疗。

免疫治疗……医生您能介绍一下吗？听起来有点高深。

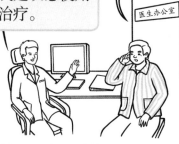

2

免疫治疗在这里其实说的是免疫检查点抑制剂的治疗，分为抗 CTLA-4（抗细胞毒性 T 淋巴细胞相关蛋白 4）和 PD-1/PD-L1 抗体两大类。

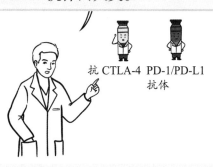

抗 CTLA-4　PD-1/PD-L1
抗体

3

等等，医生，您说的这些名词和英文字母听得我一头雾水，PD-1 我好像听别人说过……那它们两个有什么区别呢，哪个更好一点儿啊？

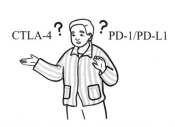

CTLA-4 　 PD-1/PD-L1

图说 肿瘤免疫治疗　专家为你解惑

这些药物都有各自的适应证，针对PD-1/PD-L1的这一类抑制剂我们使用得更多一些，有时候还可以和CTLA-4一起使用，可以起到增强疗效的作用。针对您的情况，我建议您使用PD-1/PD-L1的抑制剂。

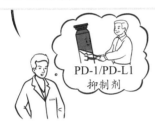

PD-1/PD-L1
抑制剂

好的，医生，我明白了，我适合使用其中一类药物，大概需要多少钱呢？

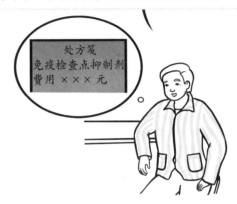

处方笺
免疫检查点抑制剂
费用×××元

这个问题，您先别着急，接下来我正要跟您介绍一下这些药。PD-1/PD-L1抑制剂目前市场上有很多厂家正在生产，不同的药具有不同的适应证种类。这里面也有国产的免疫治疗药物。

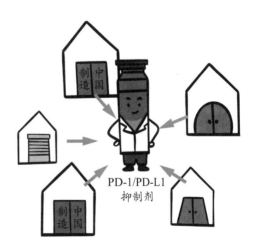

中国制造

PD-1/PD-L1
抑制剂

一

了解肿瘤免疫治疗

7

假如两个公司的药都有适应证，它们会有区别吗，进口的是不是比国产的好啊？

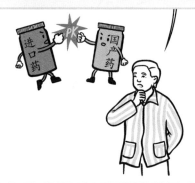

8

理论上来说，不同厂家的药物成分都是一样的，它们都针对同一种靶点，而且它们都经过了标准临床试验的考验，证明了各自的疗效，没有太大的区别。

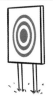

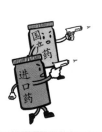

9

真的没有区别吗？我还是想选择疗效更好的。

目前还没有临床试验对这些药物的疗效进行对比，我没有数据来回答您这个问题。

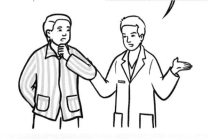

10

好的，医生我知道了，这些药物在疗效上差别不大，但是副作用呢，会有区别吗？

您这个问题问得好，最近有一些研究也确实发现这些药物的不良反应发生率会有所区别，但是目前也仍然存在一些争议。

图说 肿瘤免疫治疗 专家为你解惑

11

谢谢医生，我大概了解了这些药物的区别，还是那个问题，我做一次治疗大概需要花多少钱呢？

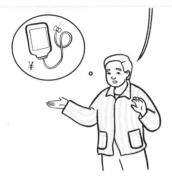

12

正如我前面跟您说的，这些药物在疗效和不良反应上差别不是很大，但是价格上区别比较大，每个周期的治疗从国产药物的几千块钱到进口药物的几万块钱不等。

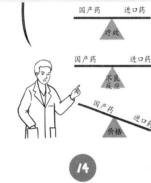

13

差别这么大啊。

是的，主要还是根据您的家庭经济情况进行考虑，而且免疫治疗一旦确定获益持续治疗的时间会比较长，还是需要慎重选择的。

14

看来免疫治疗这些药物学问很多啊，我这就打个电话和家人一起商量，共同决定。

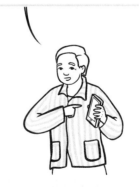

慎用增强免疫力的药

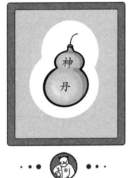

1

医生，我在电视上看到那些保健药里有专门给得了癌症的人吃的。你看我要不要吃点啊。

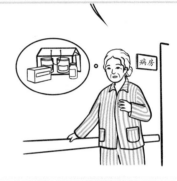

2

您说的是什么药？

具体的我也记不住了，就知道是能增强免疫力的药，我回去再去翻翻我的笔记本。

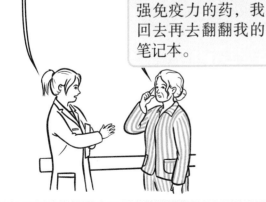

3

总的来说，我们不推荐您吃免疫增强剂。绝大部分电视上宣传的能增强免疫力的补品，基本没有医学循证依据能够证明其有效。也就是说没有研究证明，吃了这些药和不吃这些药，治疗结果有区别。

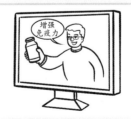

4

这样啊，可是他们说得都挺神的，我心想有没有那么神不重要。万一有用呢，吃了应该也没坏处吧。

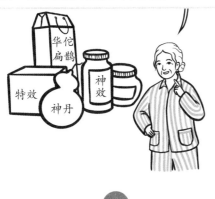

5

不是这样的，如果只是一般的营养品，可能对身体影响不大。然而有些药物，特别是成分不明确的中草药，可能对您的肝肾功能有损害。多吃没能增强免疫力，还可能影响您各个器官的基础功能，或者影响抗肿瘤药的效果。

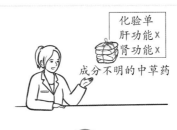

6

这我可不敢随便吃了，可我们老年人免疫力就是差，有啥办法呢?

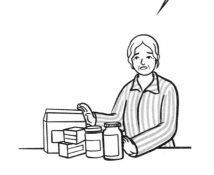

7

有一些被研究证实有效的免疫增强剂，比如匹多莫德、左旋咪唑、胸腺素、重组细胞因子等，确实有提升机体免疫力的功能。不过他们都各自有严格的适应证，比如用在免疫缺陷或者严重感染的病人身上。这些药物也可能会造成过敏、发热、白细胞减少等严重不良反应。

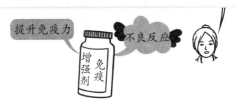

8

这么严重啊？

特定的肿瘤病人，比如某些病毒感染导致的恶性肿瘤等，会建议合用上述的免疫增强剂。否则不推荐服药来增强免疫力。

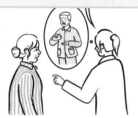

9

好吧，那有什么方法能提高免疫力呢？

保证充足的睡眠和乐观的心态是最重要的。我们按照科学的方法治疗，一定要有战胜肿瘤的信心。

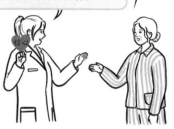

10

此外，肿瘤患者营养要跟上。症状较轻的病人要注重各类营养素的均衡摄入，尤其要注意热量和优质蛋白的补充。

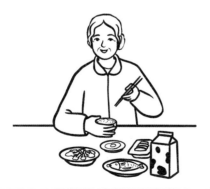

11

还有，如果条件允许的话，也建议您定期出门活动活动，或者让家人陪您走一走。长期居家不动或者卧床是不利于抗癌的。

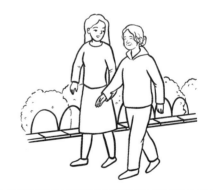

图说 肿瘤免疫治疗 专家为你解惑

最为重要的是要预防感染。老年人容易被各种病原体"盯上"。根据天气增减衣物，勤洗手，注意饮食用具消毒都是老年肿瘤病人需要遵守的注意事项。

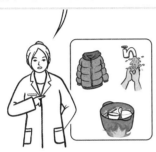

一

了解肿瘤免疫治疗

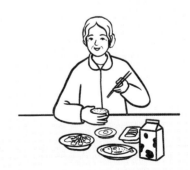

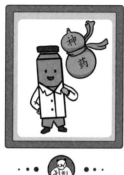

免疫治疗不是"立竿见影"的"神药"

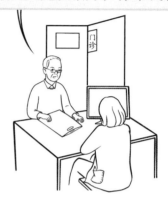

医生,这是复查的 CT 和血液检查的结果,我做的是免疫治疗,你帮我看看吧。

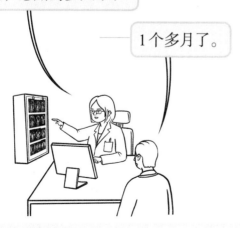

好的,您用药多久了?

1个多月了。

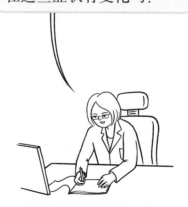

治疗前有什么症状吗?现在这些症状有变化吗?

之前一直有腹痛的症状，医生说是肿瘤的原因导致的。排气、排便都是通畅的。现在腹痛还是老样子，没加重也没好转。

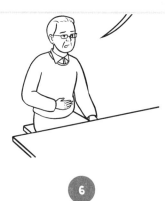

老王，这次查血结果显示您的肿瘤标志物变化不大。我也看了您这次的片子，目前病灶跟之前大小基本没变化，可以继续治疗。

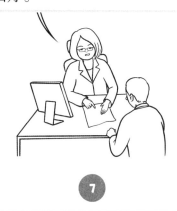

医生，我这都用药 1 个多月了，一点变化都没有，是不是说明没有效果呀？

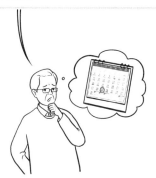

免疫治疗起效比较慢是这类药物的一个重要特点，但一旦起效，药效的持续时间会相对比较长。所以在您病情允许的情况下，我们希望可以多一些时间观察肿瘤对药物的反应，避免错过一个这么好的治疗方式。

我是慢热型哦，但是作用持久。

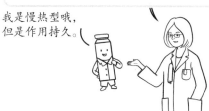

一 了解肿瘤免疫治疗

8

这免疫治疗的药这么贵，都说是"神药"，难道不是一用立马就能见效呀？那得用多久才能起效呢？

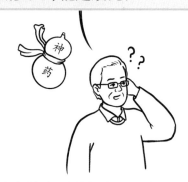

9

在临床工作中，我们确实见到过一两次免疫治疗后肿瘤就明显缩小的患者，但比较少见。大多数情况下，免疫治疗会在开始后 2 ~ 3 个月起效，有的甚至时间更长。所以免疫治疗并不是"立竿见影"的"神药"。

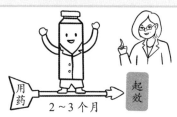

10

原来是这样。那我怎么知道有效没效呢？

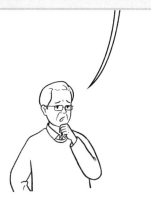

11

我们对药物疗效有专门的判断标准，主要是根据影像学治疗前后病灶大小的变化，结合患者症状、肿瘤标志物的变化进行综合判断。

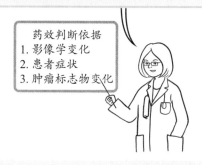

图说 肿瘤免疫治疗 专家为你解惑

/2

医生，那我们下次需要提前做评估检查吗？我还是有点担心，万一这期间药物没控制住，又没能及时发现。

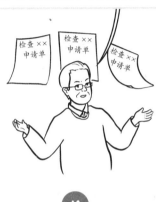

/3

肿瘤标志物需要每周期复查，同时您也注意自己腹痛症状的变化，如果肿瘤标志物明显升高或者腹痛程度加重，可以及时复查 CT，如果没有特殊变化，建议按治疗计划进行影像学评估。

明白了医生。

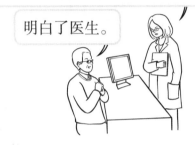

/4

您目前肿瘤虽然没有缩小，但换个角度想，病灶没有增大说明药物还是发挥了一定作用。在目前治疗药物选择有限的情况下，继续用药是没有问题的。

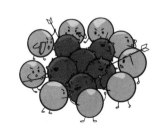

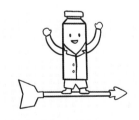

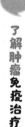

影像提示肿瘤增大，等同于宣布治疗无效吗

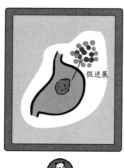

假进展

1

医生，我以为免疫治疗效果会很好，可今天一看复查的 CT 报告，肿瘤增大了二分之一，我这心瞬间跌到了谷底啊！

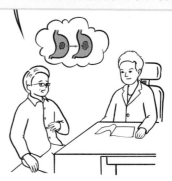

2

您先别太着急，我先仔细看看您的 CT 片子，咱们再做定论也不迟。

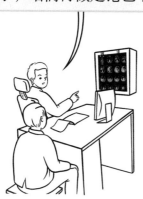

3

医生，根据这次的 CT 报告，您认为我下一步该怎么办才好？

您可以继续接受 PD-1 单抗治疗，2 个疗程后再复查评估。

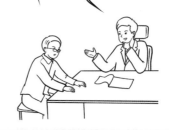

4

啊？我这肿瘤都明显长大了，不需要更换治疗方案吗？

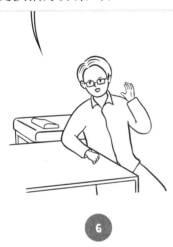

5

您的肿瘤病灶在 CT 上显示增大了，不一定代表肿瘤真的进展了，也可能是一种"假性肿瘤进展"，简称为"假进展"。

医生，什么是"假进展"？

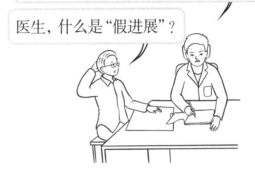

6

在接受免疫治疗的过程中，大约 10% 患者可能会出现这种情况，表现为用药初期肿瘤明显增大，但持续用药一段时间后肿瘤又转而缩小的情况。这种情况下的肿瘤增大，其实是免疫治疗起效的表现。

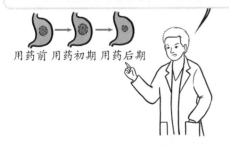

用药前 用药初期 用药后期

7

在药物的作用下，免疫 T 细胞被激活，并大量进入肿瘤区域。表面上表现为肿瘤变得"肿胀"了、体积增大了，但实际是因为免疫细胞的队伍很壮大，都涌入"战场"去杀灭肿瘤细胞了！

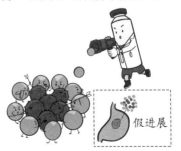

假进展

一

了解肿瘤免疫治疗

可是，您怎么确定我就是那幸运的"假进展"呢？

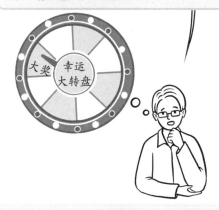

所有应用免疫治疗的患者，在影像上提示肿瘤增大后，都需要仔细鉴别，到底是真的肿瘤进展，还是"假进展"。

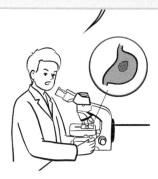

首先，要评估您的症状变化和主观感受。您刚才提到，用药后腹痛明显缓解，这很可能就是药物有效的最直观的信号。

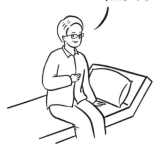

其次，需要动态监测肿瘤标志物的变化。您今天复查的肿瘤标志物比用药前明显下降了，这也是好兆头。

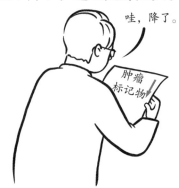

图说 肿瘤免疫治疗 专家为你解惑

12

此外，CT 上并未看到有新出现的转移灶。所以综合评估，可以初步判断您是从治疗中获益的，可以维持现有的治疗方案，定期复查肿瘤标志物，择期再复查 CT，很可能肿瘤就转而缩小了。

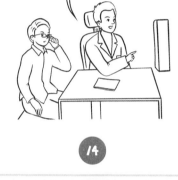

13

医生，那我真的是太幸运了！

所以您暂时不要太紧张，放松心情，积极配合治疗是关键。

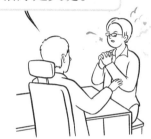

14

重要的是，用药后需要及时和医生沟通，包括症状的变化，最近吃饭、睡觉、体能的情况，定期复查常规的血液学检查等。医生会根据您的情况综合判断，进而有效地判断病情，指导进一步治疗。

谢谢医生！我一定及时和您沟通！

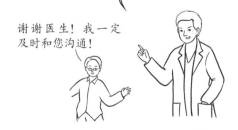

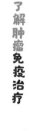

了解肿瘤免疫治疗

抗癌长跑，免疫治疗的"终点"在何处

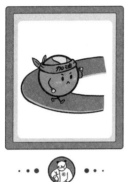

1

医生您好，昨天住院做完了第4个疗程的治疗，这是今天复查的片子，麻烦您给看看。想问一下治疗效果怎么样？

2

肿瘤退缩很明显，免疫治疗的效果不错。

太好了！既然效果这么好，是不是可以停药了？

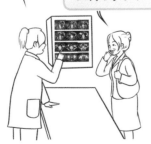

3

您这种情况用医学术语叫作"部分缓解"，通俗来说是只消灭了部分肿瘤细胞，但还没有彻底解决问题。

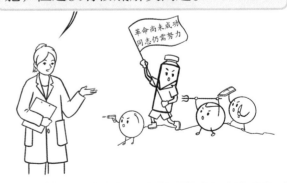

4

根据以往的研究，中断用药会影响免疫治疗的疗效，这样就前功尽弃了。对于您这种情况，我们的建议是继续用药。

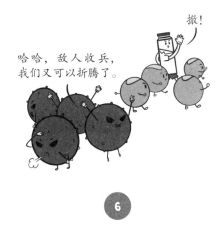

5

那请问什么情况下可以停药呢？不瞒您说，我是退休职工，家里条件也一般，费用确实很难承受。

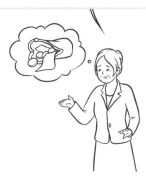

6

癌症这种洪水猛兽，我们的目标是控制住它，把它关在笼子里不让它继续作恶。

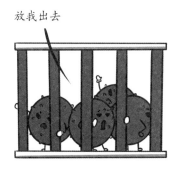

7

理想情况下我们可以彻底消灭肿瘤，比较现实的目标是当作高血压、糖尿病一样的慢性病，通过药物去控制。

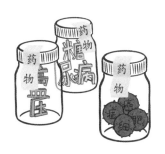

8

如果在治疗的过程中经过我们评估，考虑肿瘤对药物耐药或者治疗的不良反应太严重，病人承受不了，就需要停药了。

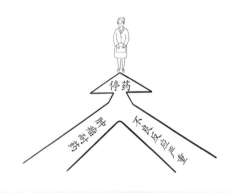

9

假如我后续的效果特别好，肿瘤彻底打没了，是不是就可以停药了？

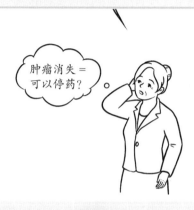

肿瘤消失 = 可以停药？

10

并不是肿瘤消失就可以停药，后续需要根据影像学以及血液学检查来评估。一般来说，维持两年的免疫治疗是比较稳妥的选择。

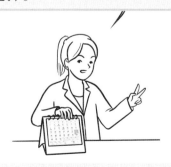

11

在一些其他瘤种的研究中发现，对于"完全缓解"，也就是通常理解为临床治愈的患者，至少需要再维持 6 个月的免疫治疗，这样可以降低复发的风险。

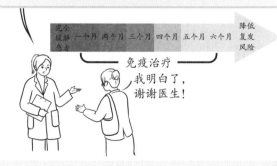

完全缓解患者　一个月　两个月　三个月　四个月　五个月　六个月　降低复发风险

免疫治疗 我明白了，谢谢医生！

免疫治疗如何进食，
饮食平衡最关键

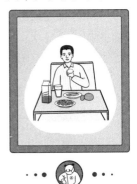

医生，您好！我最近特不顺，胃里长了个瘤子，正在做免疫治疗，每天感觉没力气，吃什么都没味，看见肉就恶心，吃不合适还拉肚子。眼见着越来越瘦，您帮我想想办法，长长体重吧？

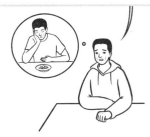

②

您来得比较及时，体重刚刚开始下降，现在干预还来得及。您的这些症状属于治疗的不良反应，发生率为10%~15%，每个人反应不完全一样，有的轻点儿，有的重一些。一般持续几周到3个月，大部分都是可逆的。

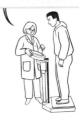

③

哦，这样啊。有点恶心我倒不怕，就是担心营养不良会影响免疫力和治疗效果，所以赶紧过来看看。

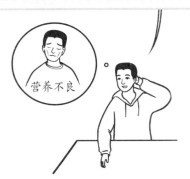

营养不良

一

了解肿瘤免疫治疗

4

您的自我保健意识挺好，良好的营养状况对于肿瘤患者确实很重要。营养良好不仅提高免疫力、降低感染风险，还能耐受不良反应、提高疗效、改善生活质量和尽快康复。

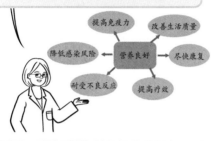

5

营养不良也是一种病吗？

对啊，所以要赶紧补充营养。找我们就对了。我需要先给您做一个营养风险筛查：请问您最近 1 周饭量有没有减少？近 3 个月体重有什么变化？

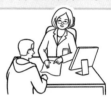

6

我上周反应有点大，恶心，没食欲，饭量和平时相比差不多减少了 1/3，体重 3 个月轻了 3kg，近一周就轻了 1kg，您看这种情况算正常吗？

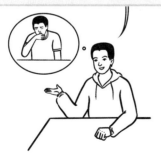

7

您目前的情况可以诊断为有营养风险，需要进行营养干预。通过饮食调理或营养支持等手段维持或改善您的营养状况，以达到减少治疗不良反应，提高疗效等目的。

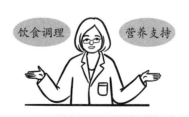

您看我能吃什么，不能吃什么？我听您的，现在网上信息太杂，说什么的都有，搞得我什么都不敢吃了。

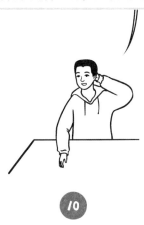

肿瘤患者需要适当增加蛋白质等营养素的摄入，比如蛋、奶、鱼、禽畜瘦肉、动物肝脏、大豆制品及多种新鲜蔬果等。

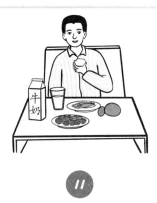

增加蛋白质？那样会不会促进癌细胞生长啊？我听说，癌症的人要少吃，这样可以饿死癌细胞呢？

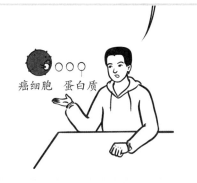

癌细胞　蛋白质

饿死肿瘤细胞是常见的误区之一。肿瘤细胞本身是你身体的一部分，你不吃或者少吃，肿瘤细胞都会消耗你身体的营养，不仅饿不死肿瘤细胞，还会导致机体免疫力下降、肌肉减少、体力下降等。

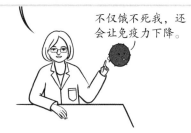

不仅饿不死我，还会让免疫力下降。

一　了解肿瘤免疫治疗

啊，原来是这样，还好没信！看来还是要相信科学啊！

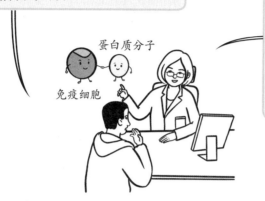

蛋白质是构成我们身体细胞的主要成分，我们的免疫系统当然也需要它才能正常运作。对于癌症患者，就更加需要。一般情况下推荐每公斤体重摄入 1.2g 的蛋白质。

13

我还是不太明白……那您说说怎么补蛋白质啊？

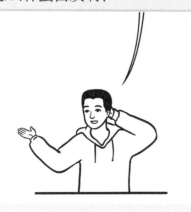

14

补充优质蛋白质必备四种食物：鸡蛋、奶制品、动物性食物和一种植物性食物——大豆制品。每天吃 1~2 个鸡蛋、喝 300ml 奶制品，每餐吃鱼、禽瘦肉 75g 或豆腐 120g 左右就差不多了。注意红肉*、白肉**搭配，动植物蛋白搭配。

1~2 个鸡蛋 300ml 奶制品

鱼、禽瘦肉 75g 或豆腐 120g

*红肉：猪肉、羊肉、牛肉等。

**白肉：禽类、鱼肉等。

我怎么听说吃鸡肉、海鲜，肿瘤会复发啊？

发物？

发物一般指旧疾复发，会导致过敏或疮疡肿毒加重的食物！目前没有证据显示这类食物和肿瘤相关，更何况这类食物都是优质蛋白，可以补充机体需要，适量吃没问题。

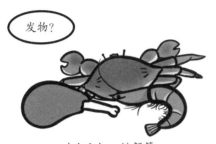

鸡肉和虾、螃蟹等

吃红肉，长肿瘤，还长胆固醇，能吃吗？

研究发现，摄入较多红肉及加工肉会增加患肠癌风险，但适量摄入，每周不超过 750g，偶尔吃一次加工肉，风险很小的，没有想象的那么可怕。另外，长期不吃红肉，会增加缺铁性贫血的风险，铁缺乏免疫力一样会下降。

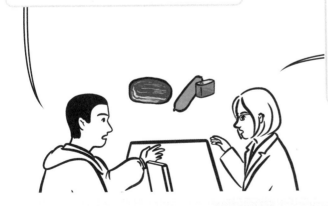

一

了解肿瘤免疫治疗

那具体怎么吃合适呢?

比如每周保证 2~3 次鱼虾,每次 2~3 两;禽类 2~3 次,每次 2 两左右;红肉 2~3 次,每次 1~2 两;每周一次动物血或肝脏,还可以帮助改善贫血的症状。

每周摄入量
保证 2~3 次鱼虾,每次 2~3 两
禽类 2~3 次,每次 2 两左右
红肉 2~3 次,每次 1~2 两
每周一次动物血或肝脏

我特馋蔬菜水果,可以少吃肉,多吃点蔬菜水果吗?

营养最忌讳走极端!蔬菜吃得过多会影响蛋白质及其他营养素的摄入和吸收,水果吃得太多会导致果糖摄入过多,也会增加慢性疾病的风险。

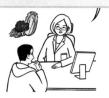

建议每日蔬菜 500g 左右,水果 200~300g,同样也是多样化最好。

那多吃什么蔬菜和水果可以防癌啊?

您又问对人了,关于蔬菜水果我这还有个"好色"原则!

好色原则?嘿嘿……

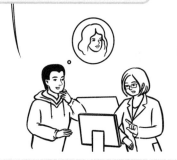

图说 肿瘤免疫治疗 专家为你解惑

您别想歪了。我说的是每天在选择蔬果的时候要颜色丰富，除了绿色蔬果，还要注意橘黄色、白色、红色和蓝紫色蔬果的摄入，这样可以为我们提供更丰富的抗氧化营养素。

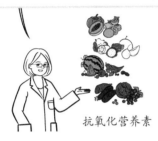

抗氧化营养素

还有这个讲究啊？

是的，另外，建议一天吃 6～8 顿小餐代替 3 顿大餐。

早中晚三餐×

6～8顿小餐√

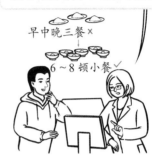

吃清淡、细软、好消化的食物，避免坚硬、粗糙、油腻、生冷、刺激、过甜、过咸的食物。可以吃常温的、原味的食物，代替热的、辛辣刺激的食物。

坚硬 粗糙 油腻
生冷 刺激 过甜 过咸

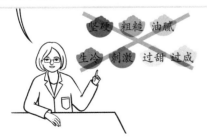

最近有点腹泻，饮食上有什么注意的吗？

首先注意补充水分，每天喝温水或糖盐水 8～10 杯，一杯 200ml。

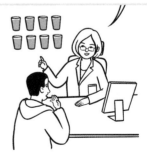

了解肿瘤免疫治疗

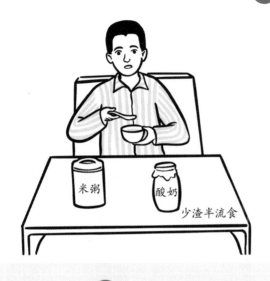

米粥

酸奶

少渣半流食

白开水、果汁等清淡或凉的饮料可能比热的或冰镇饮料容易耐受。饮食建议少渣半流食，如米粥、龙须面、鸡蛋羹、酸奶、豆腐脑、清蒸鱼、嫩叶菜、瓜果菜等。

26

 这里面门道还挺多的……

嗯，腹泻的话还要避免吃产气多渣的食物或饮料，如洋葱、韭菜、芹菜、豆类、萝卜、无糖口香糖、碳酸饮料（如果要喝的话，开盖后至少10分钟饮用）等。还有其他问题吗？

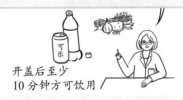

开盖后至少
10分钟方可饮用

27

好的，好的，听您这么一说，我心里就踏实多了，看来能吃的东西还是挺多的。太感谢啦！

不谢！祝您早日康复！下一位患者。

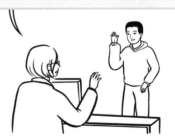

纵然另辟蹊径，
但免疫治疗并非万能

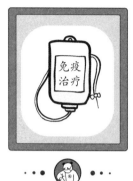

1

医生您好，我听说有一种最新的疗法叫免疫治疗特别火，那我能不能也换成这种方案？

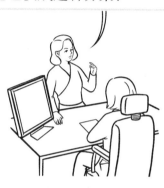

2

免疫治疗并不是万能的，各类肿瘤对免疫治疗的反应也各不相同，能从免疫治疗中获益的人群有限。

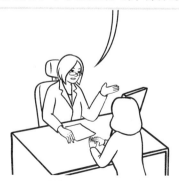

3

因此，需要对患者进行一系列的检查，包括免疫组织化学以及基因检测等，来评估患者是否可以从治疗中获益。

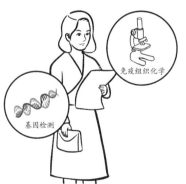

免疫组织化学

基因检测

一 了解肿瘤免疫治疗

④

此外，不同类型不同分期的肿瘤，免疫治疗的时机也各不相同，可能化疗或者靶向治疗、局部治疗等手段对病人更加合适，需要各学科医生的综合评估。

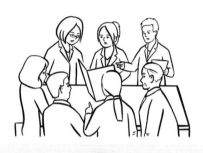

⑤

如果对患者的生存和生活质量没有帮助，还会带来延误病情、出现不良反应等风险以及经济上的花费，这种情况就不推荐免疫治疗了。

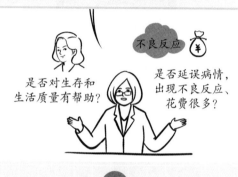

⑥

除了肿瘤特征之外，还需要考虑哪些因素呢？

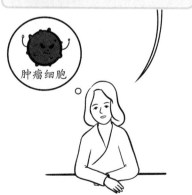

⑦

首先，由于存在对胎儿以及婴幼儿的潜在风险，孕妇及哺乳期妇女不建议使用。

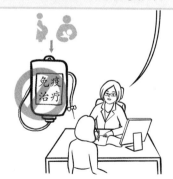

8

此外，存在自身免疫性疾病或者炎症性肠病的患者使用免疫治疗后有加重相关疾病的风险，需要权衡利弊后做出决定。

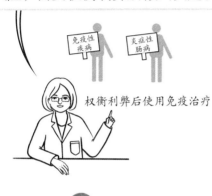

9

对于合并有感染、严重的肝肾功能不全等情况的患者，免疫治疗最好在控制以上问题后使用。

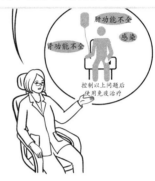

10

我先完善相关检查后再来找您评估是否适合免疫治疗，谢谢您。

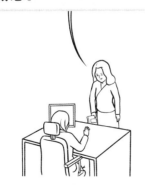

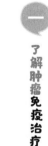

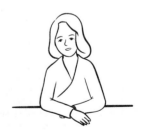

了解肿瘤免疫治疗

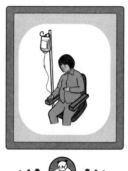

免疫治疗与妊娠

1

医生您好，我是一名肿瘤患者，目前正在使用免疫治疗，肿瘤控制稳定，我和我爱人一直想要孩子，请问我现在这个情况，适合怀孕吗?

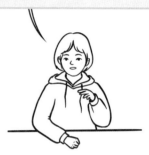

2

小王，您的心情我非常理解，但是在接受免疫治疗期间是不适合怀孕的。

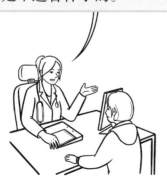

3

PD-1/PD-L1 抑制剂会影响母亲和胎儿之间的免疫平衡，因此会增加流产的风险。所以建议免疫治疗疗程结束后至少 4 个月内都要进行避孕。

哎呀不好，会伤到宝宝!

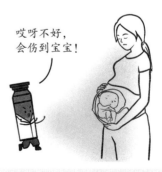

4

那假设先怀孕，再接受免疫治疗，可行吗？

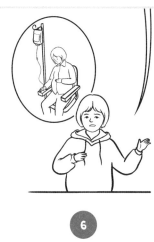

5

很遗憾，怀孕的同时是不能接受免疫治疗的，怀孕后再接受免疫治疗，同样存在很高的流产风险。

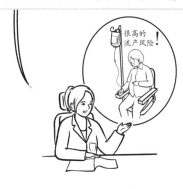

6

医生我还有一个问题，哺乳期可以做免疫治疗吗？

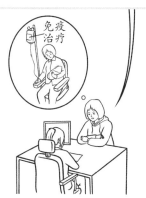

7

免疫治疗药物是否会在乳汁中分泌目前还不清楚，但风险是存在的，强烈建议使用奶粉替代哺乳。

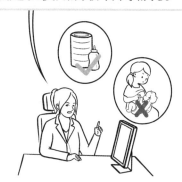

看来在免疫治疗期间是不能备孕了，那么免疫治疗药物会导致我以后无法生育吗？

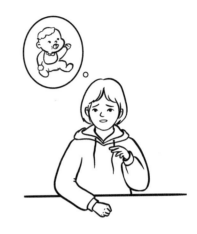

⑨

根据我们现阶段掌握的资料，免疫治疗药物并不会影响生育力。您在治疗疗程结束后，可以去做一些评估生育力的检查，再根据实际情况进行备孕。

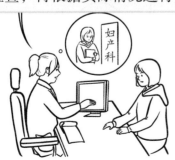

⑩

谢谢医生，我明白了，等免疫治疗结束后，我们再考虑要孩子的事情！

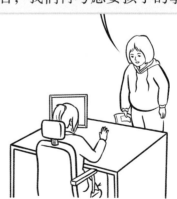

了解细胞免疫治疗

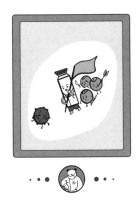

主任，昨天您和我提的细胞免疫治疗，我也不太懂，今天我孩子也过来了，想麻烦您再详细和我们说说。

2

好的，没问题，都请坐吧。老刘啊，您这病情您自己也知道，目前咱们能用的治疗方案大部分都用过了，但肿瘤还在生长，所以下面想用细胞免疫治疗的方案试一试。

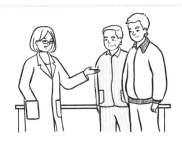

3

嗯，这我明白，什么是细胞免疫治疗呢？

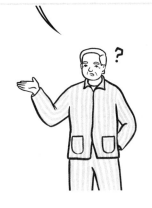

了解肿瘤免疫治疗

4

人体本身是有免疫细胞的，这些免疫细胞就像咱们体内的卫兵，正常情况下免疫细胞会攻击入侵的细菌、病毒，也包括咱们的肿瘤细胞。

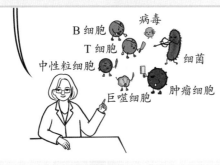

5

那为什么我的肿瘤还是在一直长大呢？

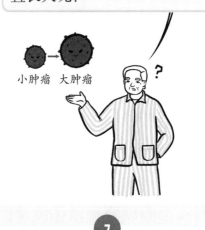

6

因为肿瘤细胞非常狡猾，通过乔装打扮、释放假信号、抑制免疫细胞的功能等各种手段逃过了免疫细胞的攻击，最终肿瘤细胞得以持续增殖，肿瘤持续发展。

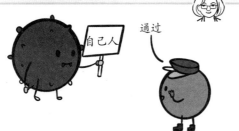

7

既然肿瘤细胞这么厉害，细胞免疫治疗还能起作用吗？

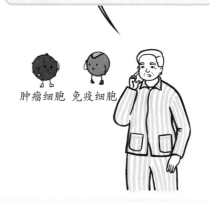

图说 肿瘤免疫治疗 专家为你解惑

细胞免疫治疗是将患者体内的免疫细胞分离出来，通过体外加工、培养等过程，一方面使我们的免疫细胞恢复攻击肿瘤的本领，另一方面大量扩充免疫细胞的数量，最后回输到患者体内，起到杀伤肿瘤的作用。

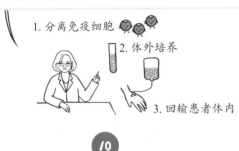

1. 分离免疫细胞
2. 体外培养
3. 回输患者体内

我大概明白了，听起来好像很有道理，实际效果怎么样呢？

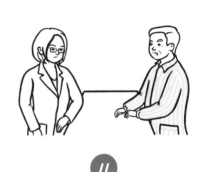

是的，刚才我说的都是理论上的可能性，大部分细胞免疫治疗还处在临床研究阶段，2021 年 6 月我国首个细胞免疫治疗的产品获批上市了。

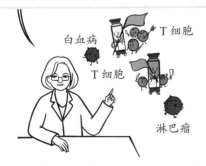

白血病　T 细胞　T 细胞　淋巴瘤

主任啊，我还有一点疑问，说出来您别生气啊，前些年新闻上说有个小伙子接受的不也叫细胞免疫治疗吗？最后花了那么多钱，一点效果也没有啊。

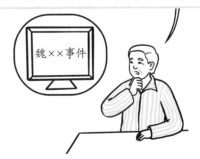

魏××事件

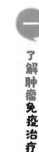

一　了解肿瘤免疫治疗

12

参与治疗的免疫细胞种类有很多，包括树突状细胞（DC）、细胞因子诱导的杀伤细胞（CIK）、DC/CIK、嵌合抗原受体 T 细胞（CAR-T）、T 细胞受体嵌合型 T 细胞（TCR-T）等，并且都在持续进步，尤其是最近几年，技术已经相对成熟了。

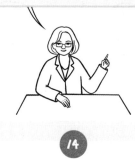

13

那您看我这种情况具体适合什么细胞免疫治疗方法呀？

我们建议您做CAR-T治疗。

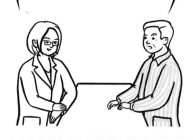

14

这种治疗有什么特点吗？

第一，我们改造的是您的 T 细胞，而不是树突状细胞（DC），也不是细胞因子诱导的杀伤细胞（CIK）。T 细胞是一类功能非常强大的免疫细胞，和肿瘤细胞的战斗中能够一挑十甚至一挑百。

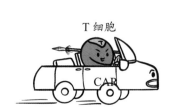

T 细胞

15

第二，我们在体外通过基因工程技术给 T 细胞配了一辆小汽车（CAR），并且这辆小汽车是带有精确的导航系统的，导航终点设定的就是肿瘤细胞。

T 细胞

救命啊~

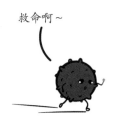

CAR

/6

第三，在体外通过刺激使这种配有精确导航的 T 细胞大量扩增，最后回输到体内杀伤肿瘤。

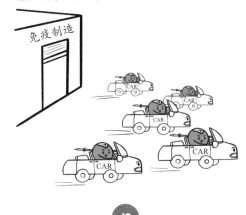

/7

T 细胞被改造后会不会有其他副作用啊，会不会像之前的化疗一样？

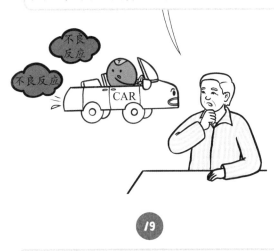

/8

这种细胞免疫治疗一般不会像化疗一样引起恶心、呕吐、乏力、骨髓抑制等反应，但因为 T 细胞和肿瘤细胞战斗非常剧烈，引起细胞因子的大量释放，最终导致一些特有的反应，包括发热、低血压、低血氧等。

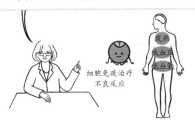

/9

哦，这我们就明白了，谢谢主任的解释，我们考虑一下，再做决定。

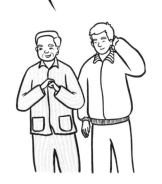

准备开始细胞免疫治疗

老刘啊，咱们这次的细胞免疫治疗前期工作都已经做好了，明天就要回输细胞了，怎么样，做好准备了吗？

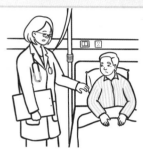

主任，这有啥可准备的，之前反应那么强的化疗不也过来了嘛，这个总不至于比化疗反应还大吧？

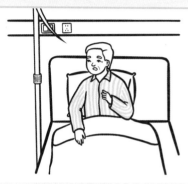

老刘，咱们接下来要做的是细胞免疫治疗，和化疗是完全不一样的治疗策略。

我知道，但归根到底不都是要杀死肿瘤嘛，反应估计也差不多吧！

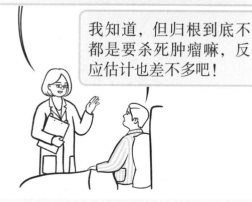

不是的，化疗主要是靠药物的毒性来影响癌细胞，而细胞免疫治疗使用的是原本就在您体内的免疫细胞，一般不会产生恶心、呕吐、骨髓抑制等反应。

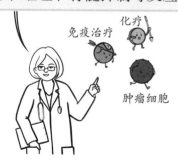

免疫治疗　化疗
肿瘤细胞

图说 肿瘤免疫治疗
专家为你解惑

但这种疗法有个特点，因为免疫细胞和肿瘤细胞斗争得太激烈，斗争过程中会产生大量的细胞因子，这些细胞因子会引起一些反应。

原来是这样啊，那岂不是安全得多，舒服得多。

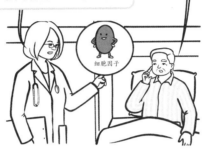

6

主要是什么反应呢？

最常见的是发热，这是免疫系统工作最常用的一个预警方式，因为反应过于剧烈，可能会导致持续的高热，情况严重的还有可能导致血压和血氧下降，这些我们叫作细胞因子释放综合征（cytokine release syndrome, CRS）。

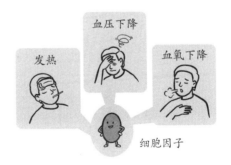

了解肿瘤免疫治疗

7

啊，这些反应发生概率大吗？

发热概率很高，血压、血氧下降发生率比较低，即使出现，大多数情况可通过药物控制；其他情况也时有发生，大部分比较轻微。

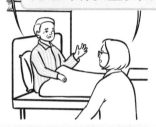

8

那还好，其他不良反应有什么？

这些增高的细胞因子还会影响正常血管的通透性，使血管的通透性增加，导致血管内的体液渗漏到软组织当中，引起水肿；此外，一小部分人还会有中枢神经系统的反应。

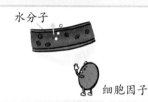

水分子

细胞因子

9

中枢神经系统反应？具体是什么表现呢？

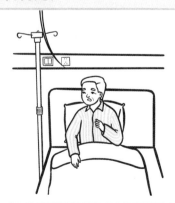

10

中枢神经系统反应可以有多种表现，包括说话不清楚、嗜睡、意识变化、认知功能受损、运动减弱，甚至脑水肿、癫痫等。

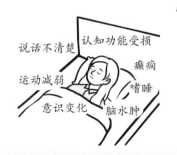

说话不清楚　认知功能受损
运动减弱　　　　　　癫痫
　　　　　　　　　嗜睡
意识变化　脑水肿

图说 肿瘤免疫治疗　专家为你解惑

万一发生严重的反应，会有治疗的措施吗？

会的，这些反应通过积极的处理，绝大部分都是可以很好地控制的，并且，这些不良反应基本都是可逆的，不会有后遗症。

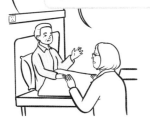

那就好，谢谢主任的解释，听您讲完我就放心了，我一定好好配合您的治疗。

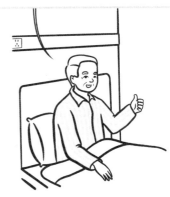

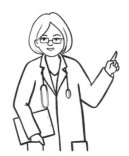

了解肿瘤免疫治疗

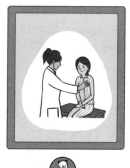

临床研究是什么，我要参加吗

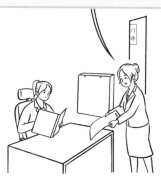

1

医生，我前两天做完 CT，今天刚拿到报告，您看，肿瘤又长大了，这可怎么办啊？

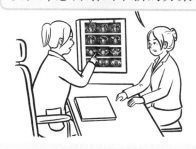

2

您好，我先来看一下您最近的检查。确实，肿瘤还在继续增大，看来咱们原先的治疗方案已经没效了。

唉，那您再给出个新的方案吧！

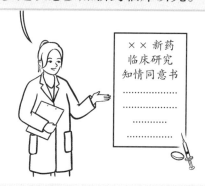

3

根据您既往的治疗情况，目前能用的治疗方案您都已经尝试过了，下一步建议您参加新药临床研究。

××新药临床研究知情同意书

图说 肿瘤免疫治疗 专家为你解惑

4

新药临床研究？不会是拿我当小白鼠做实验吧？

您先别激动，听我把话说完。

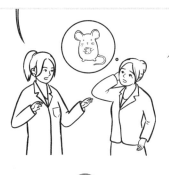

5

新药临床研究并不是大家想象的那样，所谓的新药包括很多种类。大概可分为以下三类：

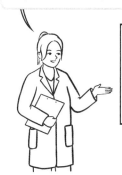

> 1. 没有在人身上应用过的新研发的药物。
> 2. 国外已经获批但国内还没有获批的药物。
> 3. 在已有药物的基础上做了一些改良的药物。

6

这些药物都经过了各种实验室分析，并且在动物实验中观察过毒性和疗效之后，才批准进入临床试验阶段的。

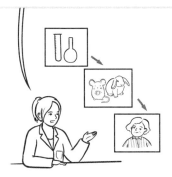

7

哦，我还以为您说的新药都是实验室刚研究出来的药品呢，既然这些新药已经在动物身上做过试验了，是不是可以说是相对安全的了呢？

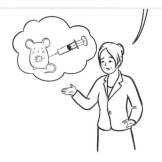

了解肿瘤免疫治疗

也不能完全这么认为，毕竟动物和人还是有一些区别的，有些不良反应只能在人体的临床试验中才可能观察到。

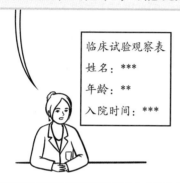

临床试验观察表
姓名：***
年龄：**
入院时间：***

医生会严密观察患者的不良反应，有问题及时反馈、及时处理，患者能得到更多的医疗关注。当然，也需要患者积极配合随访和研究标本收集。

今天有什么不舒服吗？

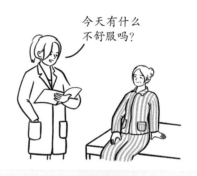

那么参加临床试验的话，是不是就不用花钱了。治疗这么久，家里的经济情况确实也不宽裕了。

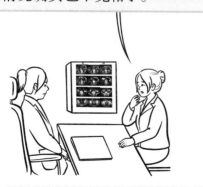

患者参加临床试验后，临床试验药物、复查所需的 CT 和采血检查的相关费用，临床试验项目均可以涵盖。

1. 临床试验药物费用。
2. 复查所需的 CT 费用。
3. 采血检查的相关费用。

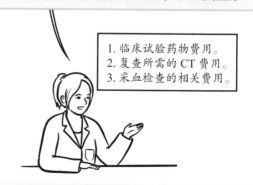

图说 肿瘤免疫治疗 专家为你解惑

12

但是，对于一些治疗过程中产生的费用，比如必要的配合用药物、监测病情所需必要的检查，还是需要患者承担费用的。

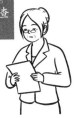

1. 护理费。
2. 床位费。
3. 必要的配合用药物费用。
4. 监测病情所需必要的检查费用。

13

当然这些费用数额不大，并且大部分医保可以覆盖。总体而言，参加临床试验对比自行治疗是可以明显减轻经济负担的。

有医保可以报销挺好的，现在但凡新一点的抗肿瘤药物，就贵得吓人，我们工薪阶层负担吃力呀。

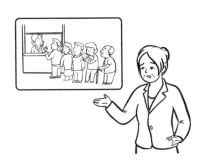

哇，你的开销比我少多了。　我参加临床试验了呀。

14

还有一个问题，现在肿瘤病人越来越多，想去个好点儿的医院看病难、住院更难，用了试验药如果有问题来看病挂号都挂不上可怎么办呀？

15

这个您不用担心，参加临床试验的患者会有专人安排住院和随访，您只要根据安排和指引随访或住院即可。即使有突发情况也可以及时与项目管理人员或医生取得联系，由医生安排加号或紧急入院治疗。

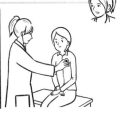

临床研究随访门诊

同时，参与临床试验也是为国家新药的发展做了贡献，自然是需要获得更多医疗关注的。

那您帮我看看我适合哪个临床试验吧，如果有合适的，我想尽量参加，谢谢。

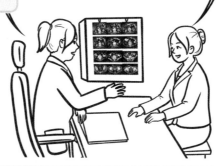

这可解决了大问题，看来加入临床试验好处不少呢。

参加临床试验是互惠互利的。患者参与临床试验有了新的治疗机会，不少患者也从中找到了合适的治疗药物。

参加临床试验，让我有了这次新的治疗机会。

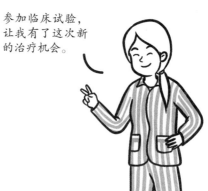

敲黑板——
肿瘤免疫治疗的现状与发展

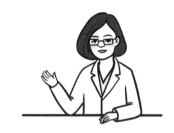

　　自 2006 年首次抗 PD-1 单抗的临床试验开展，至 2014 年美国食品药品监督局批准第一批抗 PD-1 单抗（帕博利珠单抗、纳武利尤单抗）治疗，肿瘤治疗正式从化疗、靶向治疗进入了免疫治疗时代。

　　据 2020 年免疫治疗临床发展的最新报告显示，截止 2020 年 3 月，全球正在进行的肿瘤免疫治疗相关临床研究达 4 700 余项，其中目前较为热门的细胞免疫治疗的研发和临床研究由中国和美国主导，中国正在进行的细胞免疫治疗临床试验达 871 项，甚至多于美国。而在 2021 年 6 月，针对非霍奇金淋巴瘤 CD19 靶点的 CART 疗法也在国内首个成功获批上市。

　　本书主要讲解国内已经获批的肿瘤免疫疗法，对于临床试验阶段的肿瘤免疫疗法我们以"临床研究是什么，我要参加吗"为例进行讲解，其余就不展开进行论述了。

总的来说，目前肿瘤免疫治疗临床研究几乎涵盖了所有瘤种，包括许多罕见的肿瘤类型。目前包括肺癌、黑色素瘤、消化系统及泌尿系统肿瘤为主的二十余种肿瘤类型通过临床研究证实了其有效性，并在研究开展的国家获批用于相应瘤种的临床治疗。我国免疫治疗虽起步晚，但仍在紧跟国际步伐，自 2018 年第一个 PD-1 单抗（纳武利尤单抗）在国内获批上市，至 2021 年 8 月，已有 9 种 PD-1 或 PD-L1 单抗获得国家批准，其中一半是我国自主研究生产药物，适应证覆盖了肺癌、黑色素瘤、肝癌、食管癌、胃癌、微卫星不稳定型结直肠癌、淋巴瘤、鼻咽癌、头颈部鳞癌、胸膜间皮瘤等。

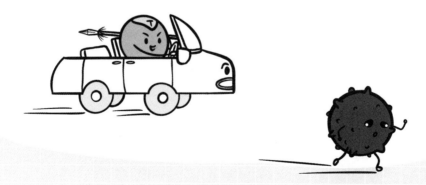

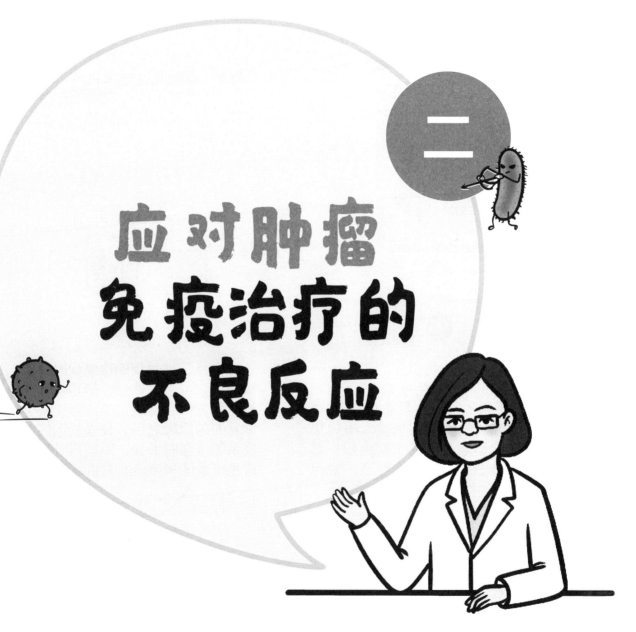

"相爱相杀"的免疫系统与癌症

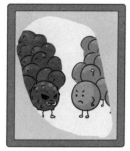

医生，您看我这胳膊和腿，痒得扛不住了。我用了这个药物后就长出这么多红斑，感觉都要脱皮了，这是什么原因啊？

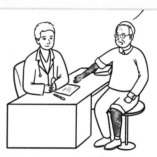

2

嗯，这是典型的药物引起的皮疹。外来药物进入体内，免疫系统受到刺激，变得活跃，就会调动体内的哨兵，针对外来物质发起抵抗。哨兵作战时难免会影响身体的正常组织，影响到皮肤就会产生这样的红斑。别担心，我给您处理一下，会消退的。

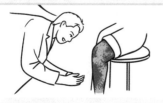

3

这好奇怪，当时我确诊癌症时，医生说很多因素可引发癌症，但是身体免疫系统功能低下或衰退是导致癌症发生的非常重要的原因之一。我真是运气差，免疫系统该强时不强，不该强时瞎表现，这免疫系统和癌症的关系好复杂。

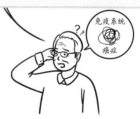

不是您运气差的问题，这是常见现象。作为我们人体的保镖，免疫系统在抵御癌症发生中发挥了重要作用，但奈何免疫系统也受很多因素影响，会出现功能低下。

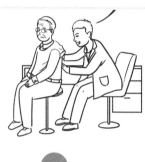

再加上癌细胞非常聪明，想尽一切办法逃避免疫系统的攻击，这时癌症就发生了，并且癌细胞为了防止其老巢被剿灭，可以在身体内多处安营扎寨。

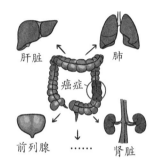

一旦身体成了癌细胞的主战场，便会继续打压免疫系统，使其无力反击，甚至癌细胞会将免疫细胞进行改造（重编程），让改造后的免疫细胞帮助自己扩大规模，这时候免疫细胞为了活命就乖乖成为癌细胞的同盟了，有没有"相爱相杀"的感觉？

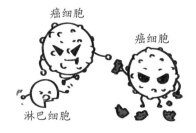

您这么一说，我有点理解了，不过我还有个想法，即便癌症在身体内发生了，为啥不能跟免疫系统握手言和，互不损伤，非要争个你死我活呢？

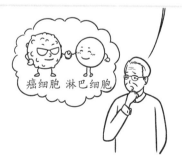

二 应对肿瘤免疫治疗的 **不良反应**

8

您这个想法特别好，这也是我们研究癌症这么多年，最想得到的理想结果，短期内消灭它是不可能的，但我们可以想办法与它共存，不受影响地生活下去。

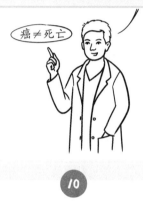

癌≠死亡

9

但理想和现实之间总有很大脱节，免疫系统和癌症彼此之间互相适应达到平衡非常困难。就像两个人在一起过日子需要长时间适应和磨合一样，有的人一辈子都不能适应对方，要么互相迁就着生活，要么最终分开。

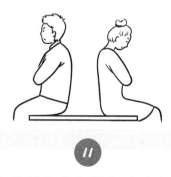

10

在某个阶段，免疫系统和癌症可能会处于平衡状态，相安无事。但免疫系统随着人慢慢变老，或者受其他因素影响，也会慢慢衰退。

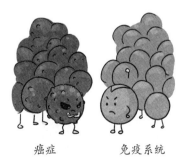

癌症　　　　免疫系统

11

而癌细胞的生命力强大到无法想象，只要有一丁点儿的养分，就可能永远不死。免疫系统衰退了，癌细胞没有那么高尚，牺牲自我去适应免疫系统，那时这种平衡就彻底打破了。

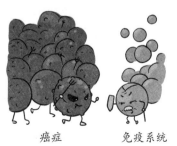

癌症　　　　免疫系统

图说 肿瘤免疫治疗 专家为你解惑

12

明白了，难怪大部分肿瘤患者年龄都偏大。前人总结的人生规律"生老病死"好有道理，"老"和"死"之间要有个"病"。

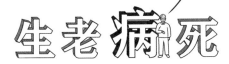

13

是的，大部分肿瘤患者年龄偏大，因为肿瘤发生不是一两天能完成的，体内正常细胞从发生恶变到长成肉眼或检查可见的肿瘤是个漫长的过程。这也再次体现出定期体检的重要性，早发现肿瘤将其扼杀在摇篮中，我们就跟正常人一样生活了。

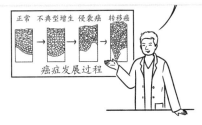

14

谢谢医生，我明白了。既来之，则安之，我就安心治病就好，尽人事听天命了。

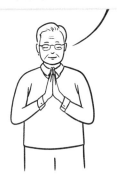

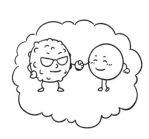

免疫治疗的不良反应与疗效的关系

疗效

不良反应

1

又过了一个疗程。您觉得从上次到现在，有没有新出现的不适？

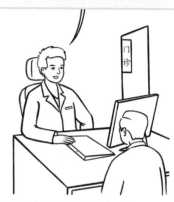

门诊

2

说起这个，我自从开始用药以后，一直都没有什么不舒服。您和我讲的可能出现的关节痛、肚子痛、发热、手麻、脚麻，我都没有过。有的时候食欲有点差，容易恶心，别的倒没什么。

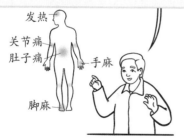

发热
关节痛
肚子痛
手麻
脚麻

3

很不错，您对治疗的耐受性比较强。从化验结果来看，肝肾功能也挺好的，咱们继续维持这个方案吧。

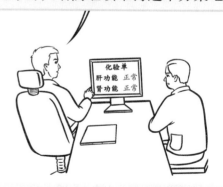

化验单
肝功能　正常
肾功能　正常

④

可是，医生，你说大多数人用完药都有强烈反应的，唯独我没有。是不是这个免疫药在我这里不起作用啊。你也说过，这种免疫治疗有没有用，因人而异。

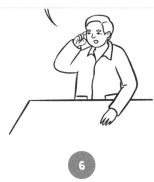

⑤

其实是这样的，免疫治疗不良反应中，有一些和化疗比较相似。像您这样不良反应轻微的属于比较好的情况，更支持我们继续治疗。

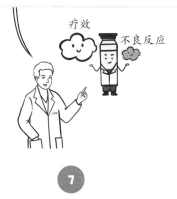

疗效　不良反应

⑥

某些患者治疗中不良反应太重，甚至超过了治疗带来的获益，严重影响了生活质量，就不再适合原先的治疗。这是一种不太理想的情况。

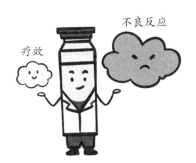

不良反应　疗效

⑦

就目前而言，治疗效果和不良反应之间没有明确的联系。我们主要还是通过您的临床表现，影像和肿瘤标记物共同判断疗效。

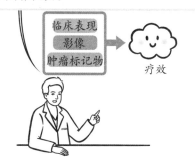

临床表现　影像　肿瘤标记物　→　疗效

这倒也是。不过我认识的一个朋友就是用了免疫治疗后起了皮疹，然后还有关节炎。甲状腺好像也有功能减退。但是坚持免疫治疗，过一阵子肿瘤减小了。

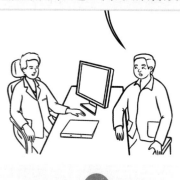

您提到的这几种不良反应属于免疫相关不良反应，包括皮肤病、甲状腺功能减退、间质肺病、自身免疫性关节炎等。这些是免疫治疗特有的，往往与免疫系统过度激活有关。

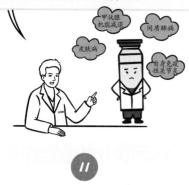

目前一些最新的研究表明，出现免疫相关不良反应的患者整体对免疫治疗效果好，不过证据不充分，也没有直接的研究表示，出现某种不良反应就会使药物更容易起效。所以您还是按照我们的推荐用药，这是目前的最优方案。

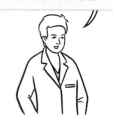

也就是说即使我有这些您说的不良反应，也不一定治疗效果好？没有不良反应，也可能很有效？

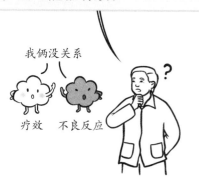

图说 肿瘤免疫治疗 专家为你解惑

是这样的，就目前最新的研究证据来看，现在坚持治疗方案是最推荐的。

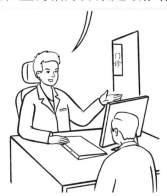

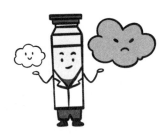

图说 肿瘤免疫治疗 专家为你解惑

头晕？乏力？
需要警惕的一件事

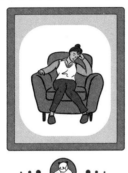

医生您好，您还记得我吗？我今天来复查了。

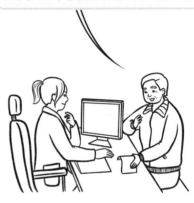

记得呢，我对您印象比较深刻。现在感觉如何呢？

没有之前那么没力气了，面色也好一些了。

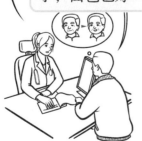

看您的血常规、血红蛋白和红细胞计数确实在往上涨，这是一个好的迹象，说明您的贫血在逐渐改善。

化验单
血红蛋白
红细胞

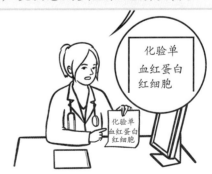

4

是啊，之前头晕、心慌的时候没有重视，没想到血色素掉得这么快。这些都是药物不良反应造成的吗？

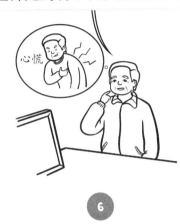

5

是的，免疫治疗常见的不良反应包括贫血，不过严重程度因人而异。自身免疫系统的激活不仅可以杀死肿瘤细胞，也有可能针对我们自己的血细胞发起攻击，造成自身免疫性溶血，溶血过多就会贫血。

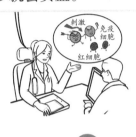

6

您有可能会出现乏力、心悸、面色苍白、发热、茶色尿等表现。血色素过低是有可能发生危险的，需要视情况决定是否停药，以及进行输血治疗。

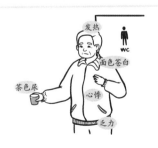

7

那像我这样是不是还没严重到那种程度啊？我就是稍微有一点儿头晕和心慌，还以为是太累了。

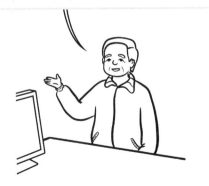

二 应对肿瘤免疫治疗的**不良反应**

8

尽管没有达到输血的指征，还是需要警惕，这就是我们为什么每次都先要化验血常规。我们主要根据血色素水平来决定治疗措施。

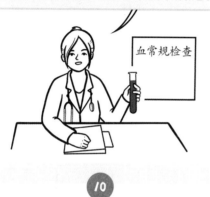

血常规检查

9

不严重的贫血可以支持处理，补充铁剂和营养。还可以个体化地使用免疫抑制剂或激素，来看看防止溶血的效果。

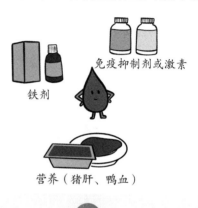

铁剂

免疫抑制剂或激素

营养（猪肝、鸭血）

10

如果这些方式都不能缓解的话，就要暂停免疫治疗，并去血液科做专门的检查，例如骨髓穿刺、外周血涂片等。

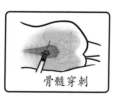

骨髓穿刺

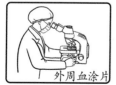

外周血涂片

11

我知道，这是一个平衡。肿瘤和贫血，哪个严重先治疗哪个。

您说的太对了！我们复查的目的就是发现并评估这些可能的隐患。

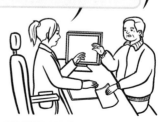

缓解口腔疼痛的"含、漱、吃、喝"

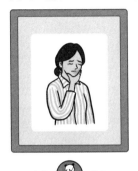

1

护士，我用 PD-1 单抗后出现了口干、口腔溃疡，疼得我不敢吃饭，您说怎么办？

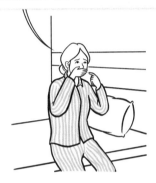

2

您小口少量地喝点儿冷水或冰水，来减轻口腔疼痛，或者遵医嘱，在饭前含漱利多卡因稀释液，先局部止痛。

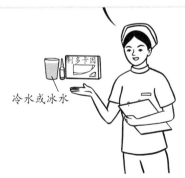

冷水或冰水

3

是的，吃、喝热一点儿的就更疼，嚼东西的时候格外疼，所以都不敢吃饭了。

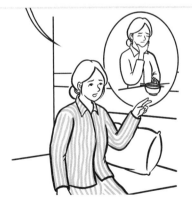

护士，那你说那口干怎么办？

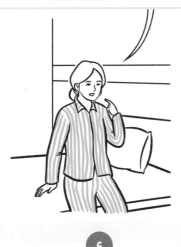

您每天饮水 2 000 ~ 3 000ml，一次少喝点儿，一天多喝几次来减轻口干。喝水时可以使用吸管，这样可以减轻对溃疡创面的刺激。口唇干裂的时候可以局部涂抹凡士林软膏。

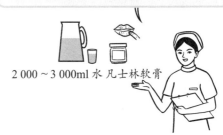

2 000 ~ 3 000ml 水 凡士林软膏

那平时还能刷牙吗？

要早晚用软毛牙刷刷牙，刷牙时选用不刺激的含氟牙膏，不要使用硬毛牙刷和含增白剂的牙膏。

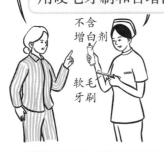

知道了护士，那我平时还有个习惯就是饭后漱口，现在还可以吗？

饭后漱口这是好习惯，要继续保持，但是不要用含酒精的漱口水。

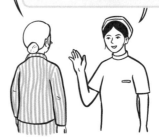

图说 肿瘤免疫治疗 专家为你解惑

8

可以遵医嘱使用漱口水，或自制碱性漱口水，如 1 茶匙小苏打加 2 杯水，每杯 250ml；或 1 茶匙小苏打加 1 茶匙盐融入 1 升水中分次漱口。

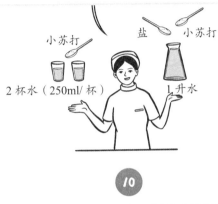

9

这个比较省事儿，谢谢你。

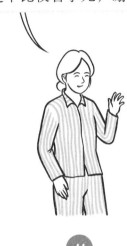

10

您一次少吃点儿，一天多吃几顿，可以将食物打碎后再吃，也可以吃一些柔软好入口的食物，如冰淇淋、奶昔、香蕉泥、苹果泥、土豆泥、布丁、蛋羹、炒鸡蛋等。

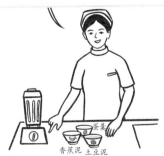

11

多吃清凉一些的食物，不要吃太热的，以免刺激溃疡处引起疼痛。

好的，我多吃点儿软、烂、稀的食物，并且等放温凉后再吃。

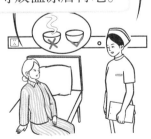

对的，您也可以多喝牛奶、豆浆等帮助促进黏膜修复。注意不要吃酸性及刺激性的食物，如番茄、柠檬、葡萄汁、橙汁等，不要吃太咸、太辣、太甜、太粗糙或者干硬的食物，如薯片、饼干等，因为这些都会刺激溃疡的口腔黏膜，加重疼痛。

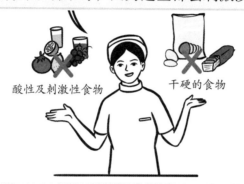

酸性及刺激性食物　　干硬的食物

图说 肿瘤免疫治疗 专家为你解惑

免疫治疗胃肠毒性篇：突如其来的腹泻是何原因？

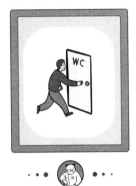

1

医生你好，我前两天突然开始拉肚子了，和我用免疫治疗有关系吗？你快帮我看看怎么办呀？

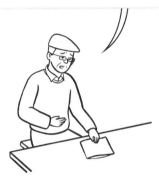

2

您先别着急，先跟我说说，拉肚子之前有腹痛的症状吗？昨天一共排便几次？是什么样子的大便？大便里有没有黏液、血或者脓液？

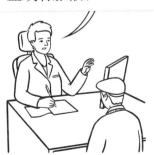

3

倒是没有腹痛，这几天一天得去四五次厕所，每次拉的都是糊一样的大便，没有看到有黏液、脓液、血之类的东西。

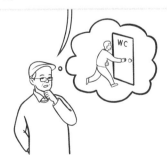

4

我明白了，那您最近有吃什么不干净的食物了吗？

没有，自从诊断了肿瘤之后，我特别注意饮食，食物都确保煮熟了之后吃，应该不会吃什么不干净的食物。

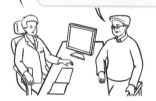

5

您做得很棒，那您是什么时候开始使用免疫治疗的呢？

大概是 3 个月之前，之前一直没有什么不舒服，定期复查肿瘤一直在缩小。

复查报告
肿瘤缩小

6

在开始免疫治疗之前，您会经常性的拉肚子吗？

我很少拉肚子，排便很规律，每天 1~2 次，一直很正常。

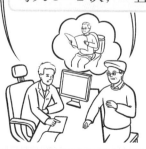

7

您这种情况，很有可能是免疫治疗相关的不良反应，大概每 10 个患者里就会有一个出现腹泻，通常发生在初次接受治疗后的 3 个月左右。您正好也处于这个时间段，除了腹泻，还可能出现发热、腹痛、肛门周围脓肿等症状。

肛门周围脓肿
腹痛
WC
发热
腹泻

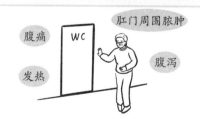

8

您这么一说，感觉这些症状确实和吃坏肚子的表现差不多呢。

是的，有时候很难分清楚是哪一种原因导致的腹泻，所以您也要做一些检查，如果真的是吃坏了肚子导致的，那么治疗的办法就完全不一样了。

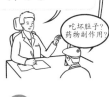

9

好的医生，那我除了做检查，还需要吃什么药吗？

可以吃一点儿止泻的药物，比如益生菌制剂、蒙脱石散。

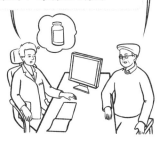

10

严重的腹泻可能会导致脱水、还有电解质的丢失，电解质指的就是人体内一些非常重要的元素，比如钾和钠。这时候就要多饮水，多补充这些重要的元素。

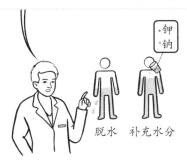

11

医生，我们每天吃的食盐里就含有钠吧？那么多吃盐是不是就可以补充钠呢？还有您说的钾应该怎么补充呢？

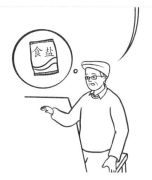

就像您说的，如果腹泻严重的时候，喝一些食盐水，就可以补充钠。一些食物中钾元素的含量很高，比如香蕉、橘子，可以适当多吃一些。除了有针对性的饮食以外，还建议使用一种叫口服补液盐的药物。

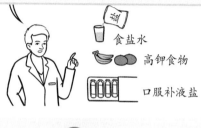

食盐水

高钾食物

口服补液盐

我上网查了一下，脱水和电解质失衡好像是很严重的问题，这种情况下我是不是需要住院治疗呢？

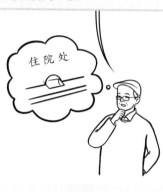

住院处

您每日如果腹泻次数在4次以下，短时间内出现严重脱水或者电解质失衡的可能性很小，可以先自己居家观察，口服止泻药物，补充电解质。

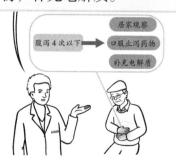

腹泻4次以下 → 居家观察 / 口服止泻药物 / 补充电解质

但是一旦几天之内腹泻症状不能很好的控制，甚至加重，或者出现了腹痛、大便带有黏液脓血的情况，一定要及时就诊。

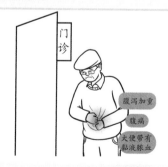

门诊

腹泻加重

腹痛

大便带有黏液脓血

图说 肿瘤免疫治疗 专家为你解惑

谢谢医生，那我还可以继续使用免疫治疗吗？

如果症状不严重，免疫治疗还是可以继续使用的。但是一旦出现明显的腹痛或者腹泻，就需要暂停免疫治疗了，同时需要使用糖皮质激素控制症状。

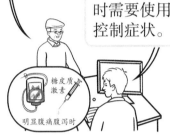

糖皮质激素

明显腹痛腹泻时

如果前述的症状非常严重，甚至到了威胁生命的程度，免疫治疗就不可以再用了。

我明白了，谢谢医生！我先按着您说的做。

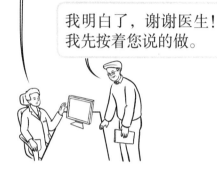

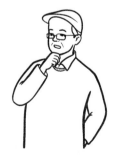

二

应对肿瘤免疫治疗的**不良反应**

腹泻莫惊慌

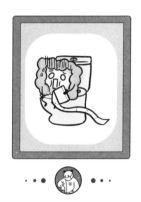

护士，这两天我一直排稀便，医生说是免疫治疗的不良反应，还开了止泻药物，你说我除了规律吃药，还需要注意些什么？

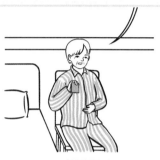

2

腹泻的时候，大便里的有毒物质容易对肛门周围娇嫩的皮肤带来刺激。如果腹泻次数越多，用手纸擦拭的次数越多，就越容易损伤周围的皮肤，所以您应该每次排便后用温水清洗肛门，并用软纸吸干。

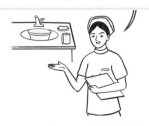

3

或者用不含酒精的湿纸巾擦拭肛门，来保持肛门周围皮肤的清洁。局部也可以涂擦保护皮肤的软膏如氧化锌软膏，护臀霜等来保护肛周皮肤。

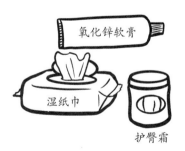

氧化锌软膏

湿纸巾

护臀霜

图说 肿瘤免疫治疗 专家为你解惑

④

就是说保护肛周皮肤，以免它破溃，是吧？

是的。平时您也要注意多卧床休息，减少体力的消耗和胃肠蠕动，穿松软的棉质衣服，尽可能减少对骶尾部皮肤及肛周皮肤的摩擦。

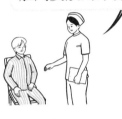

⑤

好的，医生还让我喝些补液盐，少吃粗纤维的食物，你能再具体和我说说饮食方面的注意事项吗？

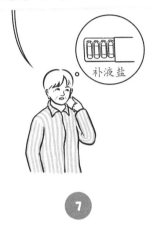

补液盐

⑥

建议您每天喝温水至少2 000 ~ 3 000ml。吃高热量高蛋白的食物，如蛋、瘦肉、鱼类等。

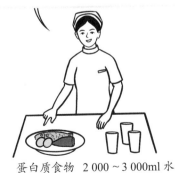

蛋白质食物　2 000 ~ 3 000ml 水

⑦

好的。哪些食物最好不要吃呢？

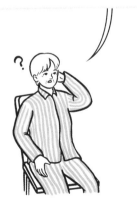

8

不要吃粗纤维、高脂肪、高糖的食物，如蛋糕、甜点、肥肉、粗粮、坚果、全谷物、豆类、干果、生的水果和蔬菜等。也不要吃对胃肠道有刺激的食物，如辛辣、过热和过凉等食物。

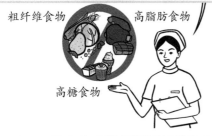

9

好的，那我平时爱喝点儿小酒，这个不影响吧？

不能喝酒了。

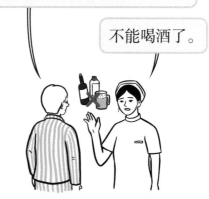

10

如果平时一喝牛奶就腹胀、腹泻的话，也不能喝牛奶及其他乳制品了。

好的，我知道了，谢谢护士！

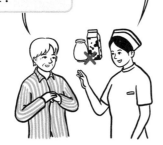

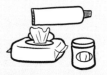

图说 肿瘤免疫治疗 专家为你解惑

咳到睡不着？
需来门诊瞧一瞧

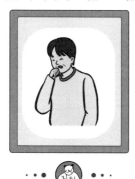

医生，我用免疫治疗好几个月了，最近怎么总咳嗽呀，这和免疫治疗有关吗？

您除了咳嗽，有没有咳痰、发热、胸闷、憋气、胸痛等其他不舒服啊？

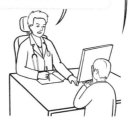

2

我有轻微的咳嗽和憋气，没有别的不舒服。

免疫治疗的患者是可能存在咳嗽、呼吸困难的不良反应，发生率还比较高，为 20%～40%，您选择来医院是非常正确的！下一步需要医生来判断是继续观察，还是要进一步检查治疗。

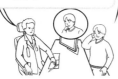

3

像您现在只是轻微的咳嗽、呼吸困难，可以继续观察。但如果您觉得症状加重了，比如出现了步行、爬楼明显比之前吃力了，一定要赶紧告诉我，并来医院进行相关检查。

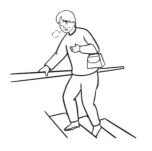

二

应对肿瘤免疫治疗的 **不良反应**

097

④

都要做哪些检查呀？

 包括指尖氧饱和度检测、血气分析、胸片或胸部 CT 等。

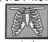 指尖氧饱和度检测　　 血气分析

胸片　　胸部 CT

⑤

我不想做 CT，我担心辐射。

我们可以先做血气分析和胸片，初步看看有没有异常。

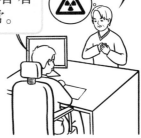

⑥

但如果有异常是一定要做胸部 CT 的，因为有一种很严重的免疫治疗并发症，叫免疫治疗相关性肺炎，虽然发生率在 5% 以下，但严重的时候是可能有生命危险的！

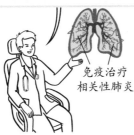

免疫治疗相关性肺炎

⑦

这么严重啊！那我现在还能不能继续用药了呀？

您现在是轻微的症状，可以继续用药的，但是有任何其他不舒服或者症状加重一定要赶紧来医院啊，我们会根据您的情况调整治疗方案的。

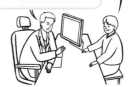

图说 肿瘤免疫治疗　专家为你解惑

8

我父亲有心脏病，他也是憋气，他还脚肿，我这个憋气有没有可能和心脏有关啊？

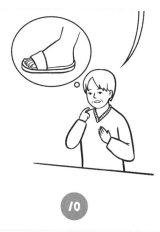

9

您说的非常对，对于憋气或者胸痛的症状，是要考虑心脏的因素的。对于一些有冠心病等心脏病史的人尤其要注意。另外免疫治疗本身也有出现严重的心脏损伤的可能性的，这是我们医生特别关注的。

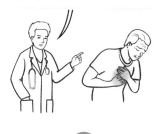

10

医生，可是我都用药好几个月了，怎么才开始咳嗽呢？

这个免疫治疗的副作用，一般是在治疗开始几周到三个月中间出现。

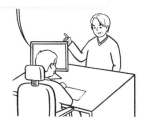

11

但因为每个人对免疫治疗的反应差别很大，也有一些人是用药几天后就出现，甚至在结束后才出现呢，所以您一直要关注自己的身体情况，新出现的咳嗽、憋气等都要告诉我们。

好的，医生，我知道啦！

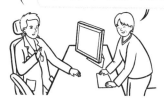

二 应对肿瘤免疫治疗的 **不良反应**

12

两个月后

医生我又来了，这次我有咳嗽、咳黄痰，还有点儿发热。

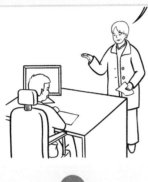

13

您最近有没有受凉等诱发因素呢？

我前两天衣服穿太少，同事中还有感冒的。

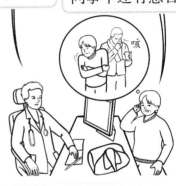

14

您这种症状需要首先排除肺部感染，先去查一下血常规和胸片，如果明确有肺部感染要进行抗感染相关治疗的。

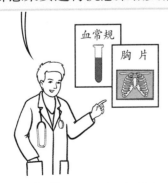

血常规

胸片

15

好的医生，谢谢！

不客气，以后注意保暖呀。

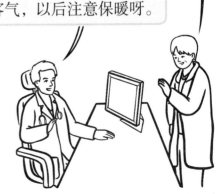

图说 肿瘤免疫治疗

专家为你解惑

免疫治疗期间
肝功异常"请勿惊慌"

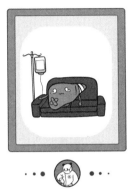

医生，你快帮我看看，这化验单上两个转氨酶（谷氨酸氨基转移酶和天冬氨酸氨基转移酶），还有这个胆红素，都标着升高的箭头了，是不是跟我在做免疫治疗有关系呀？

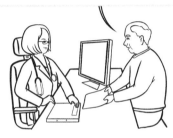

2

老王，您先别着急，这几项结果都是肝功能相关的指标，目前来看指标只是轻度升高。近期您有什么不舒服的症状吗？比如食欲下降、乏力、发热等。

谷氨酸氨基转移酶
天冬氨酸氨基转移酶 } 肝功能
胆红素

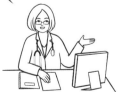

3

没有，打完免疫治疗的针一点儿反应都没有，这次也是按照医生交代的每2～3周查一次血，我们才来医院的。

现在是免疫治疗后第几个星期了？

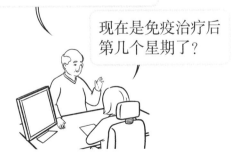

二
应对肿瘤免疫治疗的**不良反应**

④

我算算啊，差不多第 11 个星期了，已经做完第 3 次治疗。

免疫治疗相关的肝损伤通常发生在治疗的第 6 ~ 12 周，也有出现得更早或更晚的情况，您正好处于这个时间段。

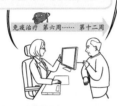

免疫治疗 第六周…… 第十二周

⑤

但免疫治疗相关的肝损伤发生率并不高，大约 5% ~ 10%，严重的免疫治疗相关性肝炎发生率仅 1% ~ 2%。所以咱们还需要排除一些其他更常见的导致肝损伤的原因。

医生，还需要排除哪些问题呢? 在得肿瘤前我身体可好了，啥毛病都没有。

5% ~ 10%

免疫治疗相关的肝损伤发病率

⑥

我看您最近复查的疗效评估影像学检查，肝上的转移病灶比之前是缩小的，所以可以基本排除肿瘤进展导致肝功能恶化的可能。

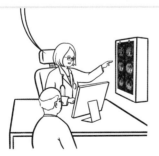

⑦

您以前有没有得过肝病，尤其是像乙肝、丙肝或者自身免疫性肝炎之类的?

没有的，医生，我身体特好。

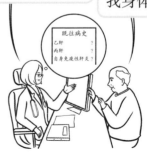

既往病史
乙肝
丙肝
自身免疫性肝炎?

8

那有长期饮酒或者近期大量饮酒的情况吗？

没有，得这病就戒烟戒酒了，以前也只是偶尔喝一点儿。

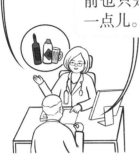

9

那最近有在服用其他任何的药物吗？尤其是中药、保健品一类的，以及抗生素、止疼药、退烧药，等等。

也没有呀，之前的医生都跟我们交代了，治疗期间不能随便吃其他药，尤其是中药，就是怕肝肾功能出现问题。

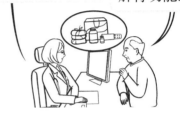

10

这么看来还是免疫治疗引起的肝功能异常可能性比较大，但最好还是把一些肝脏检查完善一下，比如肝炎病毒筛查、自身免疫性肝病的抗体等。

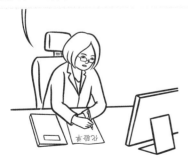

11

好的，医生，我这个情况需要治疗吗？影响我用免疫药吗？

可以先服用一些保肝药，每周复查 1 次肝功能，下个周期治疗前如果指标能够下降或至少维持目前水平，可以继续免疫治疗。

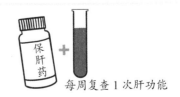

保肝药 ＋ 每周复查 1 次肝功能

12

但在这期间您需要密切注意自己的症状，尤其是有没有恶心、呕吐、厌食、乏力、皮肤或巩膜发黄等问题，一旦有异常需要及时来医院。

医生，如果继续加重该怎么办呢？什么情况需要停药呢？

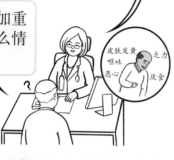

13

一般如果转氨酶升高到一定程度时需要停止免疫治疗。同时，根据肝损伤的程度加用激素治疗，甚至联合免疫抑制剂，并且每周复查 1~2 次转氨酶和胆红素。但您目前没到那个程度。

医生这个能治好吗？治好以后还能继续用药吗？

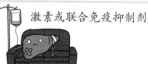

激素或联合免疫抑制剂

14

早期发现并处理，是可以完全恢复到正常肝功能的，并且程度较轻的患者在治疗好转后可以继续免疫治疗，但如果程度比较重或者经过治疗持续不好转的患者就需要永久停用免疫治疗了。

早期发现可以恢复正常

明白了，谢谢医生。

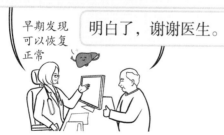

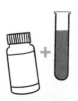

"早知早觉"的内分泌异常

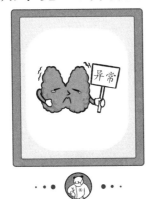

1

医生，我今天完善了各项血液学检查，其中甲状腺功能有些问题，不知道是否影响我接下来用 PD-1 单抗治疗呢？

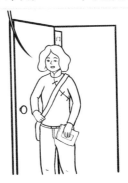

2

您的甲状腺功能提示三碘甲状原氨酸（T3）的水平比临界值稍低一些，而促甲状腺激素（TSH）等其他指标都在正常范围。您平日有没有畏寒、便秘、脱发、情绪低落等表现呀？

我这段时间并没有上述的感觉。

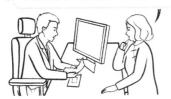

3

好的，您这种指标异常，我们称之为"低 T3 综合征"。这种情况在肿瘤患者中并不少见，和肿瘤本身以及既往的抗肿瘤治疗都存在一定的关联，但一般不会产生临床症状，也无需使用内分泌药物干预治疗。

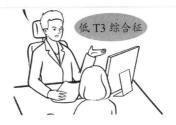

低 T3 综合征

二 应对肿瘤免疫治疗的 **不良反应**

4

同时，您的甲状腺功能水平不会影响后续治疗，其他指标也都在正常范围，可以按期进行免疫治疗。

太好了，我可以放心用药了。

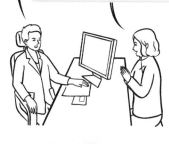

5

是的，但仍需注意的是，免疫治疗后有10%~20%的患者可能出现内分泌系统的异常，其机制可类似理解为免疫药物激活了自身的免疫功能，进而诱发了自身免疫性的内分泌疾病。

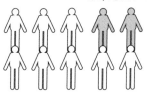

10%~20% 患者可能发生
自身免疫性内分泌疾病

6

医生，可能会出现哪些异常？

在内分泌系统方面，最常见的是甲状腺相关的异常，其他少见的包括垂体功能异常、1型糖尿病等等。

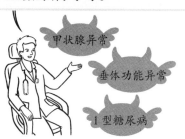

甲状腺异常

垂体功能异常

1型糖尿病

7

那您仔细和我说说，都可能会出现哪些症状，我需要特别关注？

应用PD-1单抗单药后多于4~10个月内可出现内分泌功能异常。部分患者出现的时间更早，部分患者也可更晚时间出现。

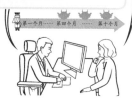

第一个月 …… 第四个月 …… 第十个月

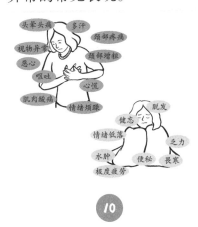

8

需要格外注意，有没有下列内分泌系统异常的相关症状，也是甲状腺功能异常的常见表现。

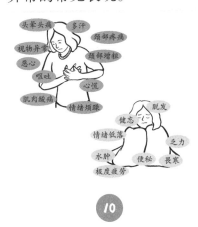

9

那如何能早期发现异常？

在用药期间，需要每4～6周复查甲状腺等内分泌功能。首先根据促甲状腺激素（TSH）和游离甲状腺素（FT4）的变化，判断功能异常的根源所在。

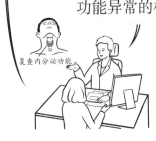

复查内分泌功能

10

若TSH和FT4都处于降低的状态，则存在垂体功能减退可能，需进一步完善垂体功能评估。

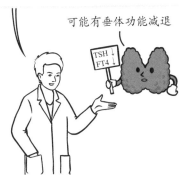

可能有垂体功能减退

11

若TSH降低，FT4升高，则为暂时性的甲状腺功能亢进，可逐步发展为甲状腺功能减退。若TSH升高，FT4降低，则表明已发展至甲状腺功能减退的阶段。

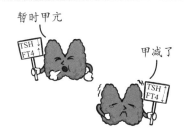

暂时甲亢

甲减了

应对肿瘤免疫治疗的**不良反应**

必要时还需要完善甲状腺相关抗体、甲状腺 B 超和核素等检查。若病人没有症状，多数无需治疗，医生会根据您的临床症状及指标水平，结合内分泌科医生的专科建议，选择合理的干预和治疗。

谢谢医生。

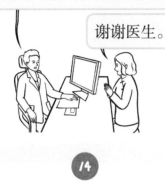

数月后，患者再次入院

您来了，您最近在家怎么样啊？有什么不舒服的吗？

护士，我已经用了 6 个周期的免疫治疗，上次复查肿瘤有缩小，但甲状腺功能出现了异常。

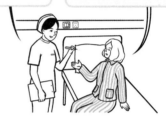

医生说我出现了甲状腺功能减退，而且指标下降比较明显，外加最近身体经常没劲儿、总感觉浑身发冷，医生让我开始服用左甲状腺素钠片。

左甲状腺素钠

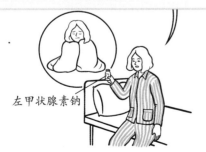

身体没劲儿时要做到劳逸结合，要经常到室外活动，适当进行体育运动，通过打羽毛球、散步、打太极拳等方式增强体质；注意自身的保暖，及时添加衣物，室内温度在 22～23℃为宜，尽量不靠近窗户休息，防止受凉，避免吃凉食。

22～23℃

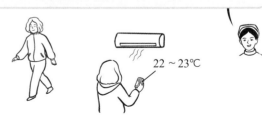

图说 肿瘤免疫治疗 专家为你解惑

/6

护士我感觉现在排大便有点费劲，我用不用吃点什么药啊？

因为您的胃肠蠕动减慢了，所以会感觉排便跟以前不一样了。为了缓解这种情况首先您要活动起来，每天进行适度的运动，如散步、慢跑等。

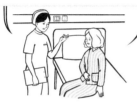

/7

卧床休息时可以平卧于床上，屈膝使腹部放松，从右向左沿顺时针方向进行按摩，按摩时向下稍用力，以促进肠蠕动。

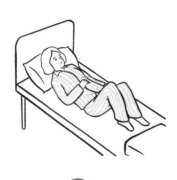

/8

其次是要养成定时排便的习惯，最好在每日早餐后排便，即使无便意，也应坚持定时去厕所，时间久了便可建立定时排便的习惯。

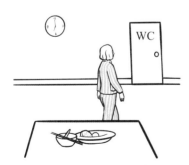

/9

排便时要注意力集中，不要在厕所里看书报、抽烟或思考问题。平时有便意时不要克制和忍耐，要立即去排便。情况严重时就得遵医嘱服用通便药物了。

明白了，谢谢您。

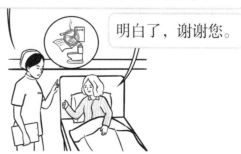

尿量减少？
警惕免疫治疗的肾毒性

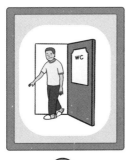

1

医生，麻烦看看我老伴的化验，他最近这段时间尿特别少，颜色还特别深，该不会是肾出毛病了吧？

2

肌酐比较高，是正常值上限的 2 倍，可能存在肾损伤。请问您老伴平常复查时肌酐指标怎么样，小便是否正常，以前是否有肾脏疾病？

两星期前抽血化验指标都挺好，小便也正常，也没听说有啥肾病。

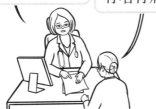

3

病人除了少尿之外，有没有水肿、排尿困难、尿痛等症状，最近有没有感冒发烧？

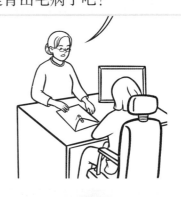

这些倒是没有。

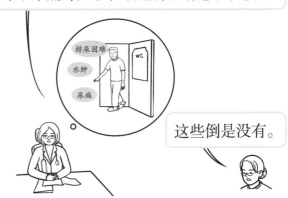

4

除了免疫治疗之外最近使用过其他药物或者保健品吗？之前有没有放过输尿管支架或者有高血压、糖尿病、肝炎等疾病？

我老伴身子骨可硬朗了，没得过这些病，从开始免疫治疗后特别注意，没吃过其他药物或保健品。

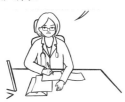

5

有可能和免疫治疗有关，也可能是肿瘤进展压迫了输尿管或者有结石。需要完善检查明确原因。

谢谢啦，我们先去完善检查。

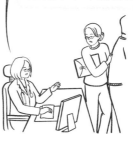

6

完善检查后

根据患者既往情况以及检查结果，考虑免疫相关的肾毒性可能性大。

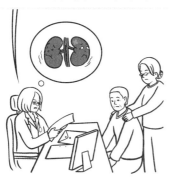

7

他这种情况严重吗？以后还能不能恢复？

您不用太担心，大多数病人的肾功能是可以恢复的。咱们需要暂停一下免疫治疗，开始口服激素。

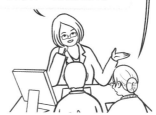

8

这几天多喝水，您需要统计一下每天的尿量，然后继续监测肌酐和尿蛋白。

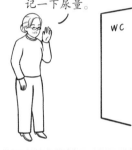

尿壶别倒，我帮你记一下尿量。

WC

9

在家注意多休息，少去人流量大的地方。避免劳累和感染，也不要乱吃药物和补品。肾功能恢复后可以减停激素，继续免疫治疗。如果持续不缓解，一定要联系我们或者去肾内科就诊。

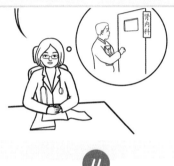

10

如果更加严重了是不是要透析呀？

当肌酐持续升高，或者伴有严重的高钾、酸中毒等代谢紊乱以及呼吸困难等症状时就需要透析。

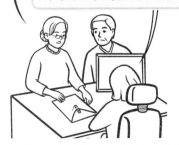

11

对于严重的不良反应需要静脉使用激素或者使用免疫抑制剂，此时免疫治疗也得永久停止了。

明白了，谢谢医生。

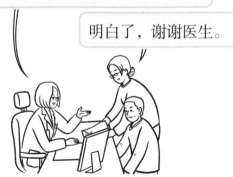

图说 肿瘤免疫治疗　专家为你解惑

不忍直视的
皮疹竟是因为它

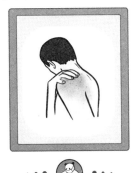

· · · ● · · ·

1

医生，快帮我看看吧，我身上好痒啊！

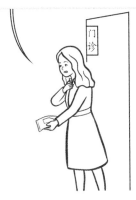

2

稍等，我把门关一下，把窗帘拉起来。您现在方便把衣服掀起来给我看一下是什么情况吗？

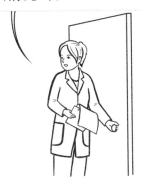

3

我身上这几天开始起红色的疹子了，还特别痒呢，医生您看。

这确实是我们常说的斑丘疹，最近您接触了什么特殊的物品或者服用了什么药物吗？

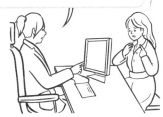

二

应对肿瘤免疫治疗的 **不良反应**

4

最近好像没有什么，我在家特别注意卫生，但是我最近使用了新型的免疫治疗，大概 2 个周期，不知道会不会和这个药有关系呢？

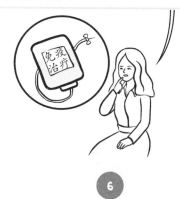

5

确实有可能和这个药物有关，出现皮疹、瘙痒是免疫治疗常见的不良反应之一，发生率在 30% ~ 40%。

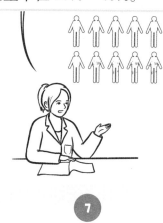

6

我不太清楚您用的哪种免疫治疗的药物，一般来说 CTLA-4 出现不良反应的概率比 PD-1/PD-L1 抑制剂大一些。

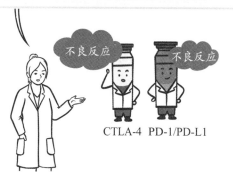

CTLA-4　PD-1/PD-L1

7

那医生您看，我这个皮疹严重吗？

我们会根据皮疹的范围对您的疾病进行严重程度的划分，以 10% 和 30% 为界限分为轻、中、重度，另外如果瘙痒得特别厉害，也可以算重度不良反应的。

轻	皮疹范围 < 10%
中	皮疹范围 10% ~ 30%
重	皮疹范围 > 30%

图说 肿瘤免疫治疗 专家为你解惑

8

我只有前胸有一部分皮疹，您看我这个应该算轻度的吧？

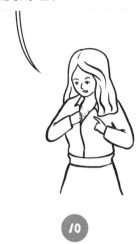

9

哈哈是的，学以致用！一般免疫治疗的皮肤毒性比较轻微，皮疹也主要集中在躯干部位，其次是四肢，颜面部比较少见。不过你可别小看了皮肤的不良反应哦，有些甚至会出现生命危险呢！所以我们还是要警惕。

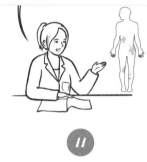

10

医生，听您说的那么吓人，我也不敢掉以轻心了，那我应该怎么办呢？会不会影响我的治疗呢？平时生活中有哪些需要注意的呢？

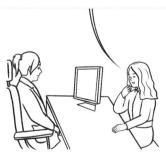

11

一般轻度的皮疹，不影响我们的治疗，可以继续使用免疫治疗，很多人用一点润肤乳或者含有激素的软膏就能好。

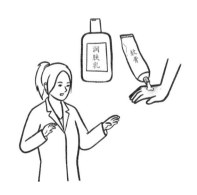

应对肿瘤免疫治疗的**不良反应**

115

12

那么接下来我们就要用更加强力的手段了，比如口服激素等，如果发展到了重度，就需要停止用药了。

如果使用这些没有效果，疾病发展到重度呢？

口服激素药物

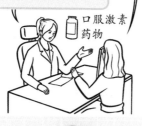

13

这里我要泼一点冷水哦，一般这种皮疹可不会很快就消下去，使用激素也需要一段时间呢。

谢谢您的科普，希望我的皮疹能够很快就消下去。

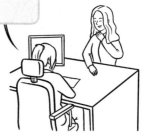

14

那我在这段时间需要注意一些什么呢？

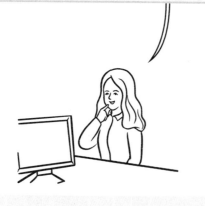

15

平时要注意皮肤的清洁和湿润，洗澡时要用温水，千万不要太烫，以免水温过高损伤皮肤。每天使用不含酒精的没有刺激的保湿润肤霜 2～3 次，顺着毛发生长的方向涂抹，直至完全吸收。

温水

润肤霜

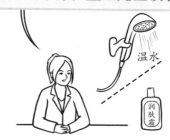

16

出门的时候避免阳光照射，如戴遮阳帽、打遮阳伞、涂抹防晒用品。最好穿质地柔软宽松的纯棉衣服，不要穿化纤和材质较硬的衣物，防止因衣服材质粗糙摩擦损伤皮肤。

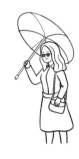

18

可以轻轻地拍打局部皮肤或者局部冷敷来缓解不适，如果皮疹特别严重或者出现了大的水疱，应该遵医嘱正确使用口服或者外用的药物。

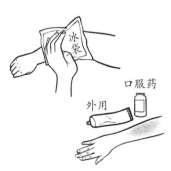

17

谢谢医生，您刚刚说有可能会出现皮肤瘙痒的情况，那该怎么办呢？

如果瘙痒得特别厉害的话，注意不要去使劲挠它，这样很容易造成皮肤破溃，有可能出现继发的细菌感染，到时候可就不好办了哟。

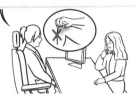

19

谢谢医生，我回去一定会注意的。

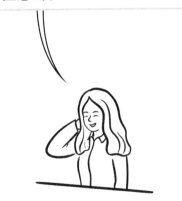

当心！视物模糊
可能与免疫治疗有关

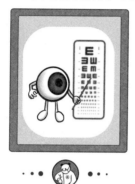

医生您好，我是用免疫治疗的患者，我最近明显觉得看东西模糊了，这个和免疫治疗有关吗？

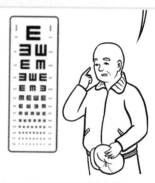

2

您好，这个是有可能的，有报道免疫治疗相关的视力下降的。您除了看东西模糊，有没有眼睛疼痛、干涩、怕光等不舒服啊？

没有这些不舒服，就是看东西有点模糊。

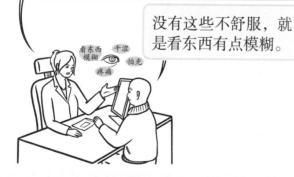

3

好的，不管您有没有我们刚刚提到的症状，看东西模糊都需要考虑跟这个免疫治疗的相关性，您需要去眼科看一下，医生会让您做一些专科的检查，然后您将结果再告诉我，我根据您疾病严重程度决定后面怎么继续用药。

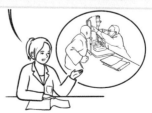

有没有可能就是老花眼呀？

有可能的，所以要去请眼科医生用专门的仪器检查一下，记得要把您做免疫治疗的病史告诉眼科大夫。

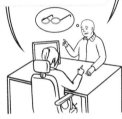

那这个影不影响我继续用免疫治疗的药啊？

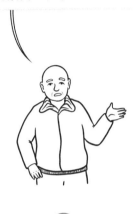

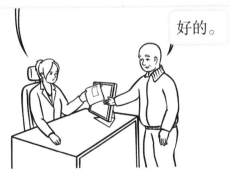

如果只是有点轻微的症状是不影响的，不用太担心，发生很严重的眼科不良反应的比例一般还是很低的。

好的。

医生，我看东西模糊，最近还头疼啊！

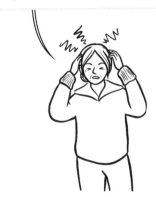

是不是还恶心、全身没力气?

是啊，她最近老是恶心、呕吐，头疼得厉害，还动不动发脾气。

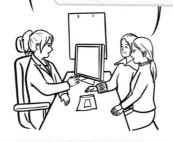

您带着患者赶紧去做一下头颅的磁共振检查，做完尽快回来找我。

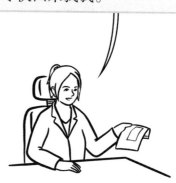

医生我们做完了，您看看结果，很严重吗?

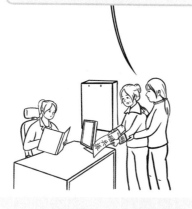

头颅的磁共振提示是免疫治疗引起的垂体炎，患者要住院观察，我们还要请内分泌科专家来会诊，做一些相关激素的检测。很遗憾，后面我们可能就不能再继续用免疫治疗了，同时要用一些糖皮质激素进行针对性的治疗。

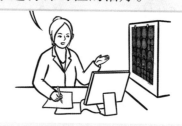

 图说 肿瘤免疫治疗 专家为你解惑

好的医生，没有想到这么严重，早知道就早一点来看了，唉！

您也不用自责了，以后的治疗过程中也是这样的，有什么新的不适症状及时来医院就诊，我们大家共同努力！

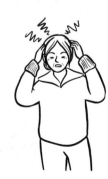

不容轻视的"胸闷"

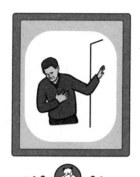

1

医生，我这几天感觉心里头有点不太对劲。

说来听听。

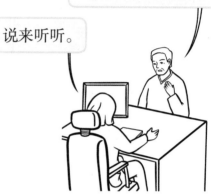

2

我感觉憋得慌，就像有块石头压在胸口，闷闷的，有时候喘不上气来，腿也有一点肿，会不会是我太焦虑了，原来有时候心情不好也闷得慌。

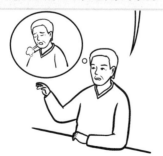

3

您是什么时候开始出现胸闷的？

最近几天出现的，一开始我也没当回事，但是后来我感觉越来越严重，有时候不仅仅闷得慌，还有点痛。

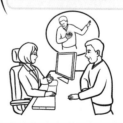

4

您之前有过高血压、心脏病吗？

医生，我原来身体特别好，每天都走 1 万多步，从来没有心血管方面的毛病。对了医生，我最近换了一种叫 PD-1 的新药，不知道会不会和这个有关系？

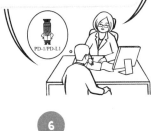

5

首先我们需要明确您是否出现了心脏方面的损害，如果您之前没有心血管方面的问题，在使用了免疫治疗之后出现这些表现，则需要警惕免疫治疗的心脏毒性，比如心肌炎、心包炎等。

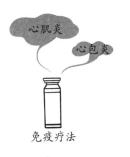

心肌炎
心包炎

免疫疗法

6

医生，听起来好吓人啊，这种不良反应严重吗？我会有生命危险吗？

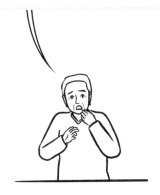

7

您先别紧张，我刚刚只是说有这种可能性，需要我们进一步完善检查进行明确，比如心肌酶、生化、脑钠肽（BNP）、超声心动等确定你是否有心脏的损害，这是第一步。

我还是很担心……

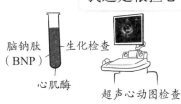

脑钠肽（BNP）—生化检查
心肌酶
超声心动图检查

免疫治疗的心脏毒性发生率比较低，不超过 1%，而且在诊断之前需要排除其他可能的疾病，比如病毒性心肌炎、冠脉痉挛等。

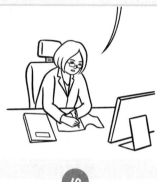

如果排除了病毒性心肌炎等疾病，我就确诊了吗？

不是这样的，免疫相关心脏毒性需要靠病理活检进行确诊。

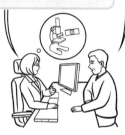

心肌活检，是需要从我的心上剜下一块肉吗？医生，我拒绝做这项检查。

心肌活检确实具有一定的创伤性，而且取样的误差可能造成假阴性，现在比较少使用。

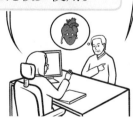

吓我一大跳……那还有别的方法确诊吗？

我们还可以使用心脏磁共振检查和核医学的手段进行诊断，而且他们都有超过 90% 的特异性呢。总之，我们要综合您的病史、症状、检查结果综合判断。

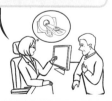

图说 肿瘤免疫治疗 专家为你解惑

/2

如果我确诊了，现在有药可以治疗吗？我还治得好吗？还有，我需不需要停药呢？

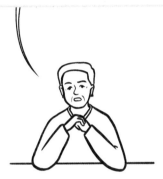

/3

如果诊断了免疫相关心脏毒性，我们会根据您的情况进行分级，比较严重的我们会使用激素治疗，并且对用药进行调整，可能会永久性停药。

医生我明白了，快给我安排相应的检查吧。

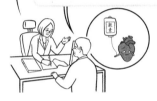

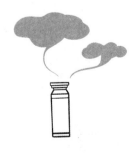

不明原因的皮肤瘀斑，警惕血小板异常

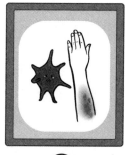

1

医生，我最近稍微磕着碰着点皮肤就青一大片，而且要特别久才能恢复。精神也不如之前好了，老是犯困，这是怎么回事呀？是不是跟我做的免疫治疗有什么关系呀？

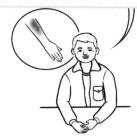

2

免疫治疗从开始到现在有多久了？最近有复查吗？

治疗快两个月了，最近刚复查了 CT，医生看过说病灶没有变化，建议继续用药。

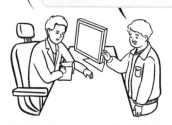

3

好的，咱们先检查一下血常规、肝肾功能和凝血指标看看有没有异常。

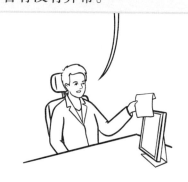

4

医生，结果出来了，你看血小板这么低，是因为用免疫药吗？

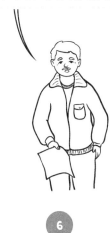

5

老王您先别着急，我看您肝肾功能和凝血指标都没有问题，血小板降低应该是导致您出现皮肤淤青、疲劳的原因。

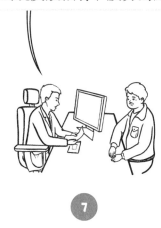

6

血小板低的原因我们主要从四个方面考虑：第一个是您最近有使用除免疫治疗外的其他任何药物吗？包括中药、保健品，尤其是阿司匹林、肝素、抗生素等可能导致血小板降低的药。

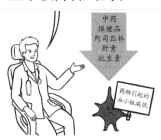

7

医生，其他什么药都没有用过。

那么可以基本排除其他药物引起的血小板降低。

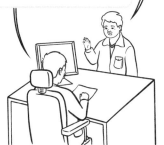

第二个原因需要考虑本身的血液系统疾病。您以前是否有过这方面病史呢？

从来没有呀，得肿瘤以前单位也是年年安排体检，都没有任何问题。

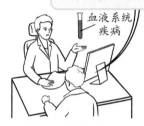

血液系统疾病

好的，但我们还是需要安排一些自身免疫性血液病的检查来进一步排除。第三个原因需要明确是否是肿瘤转移到了骨髓，导致造血系统出问题。

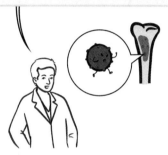

但您近期复查的结果显示病灶稳定，那么出现骨髓转移的可能性也相对较小。这个我们还是需要进行骨髓活检进一步明确。

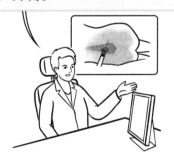

还需要骨髓活检？您还没说是不是免疫药物引起的呢？如果能确定是免疫治疗引起的，是不是就不用做活检了？

老王，您先别着急，这是第四个需要考虑的原因。

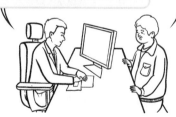

图说 肿瘤免疫治疗 专家为你解惑

之所以放在最后就是因为免疫治疗引起血液系统毒性非常罕见，发生率不到1%，一般出现在治疗后40天左右，但也有患者会在更早或者更晚的时间发生。除血小板外，有的还可能出现血红蛋白或白细胞的降低。

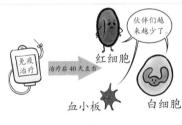

伙伴们越来越少了

免疫治疗

治疗后40天左右

红细胞

血小板

白细胞

那我现在该怎么办？需要输血吗？

您现在的指标暂时不需要输血，输血对这种免疫导致的血小板降低并没有效果。

输血没办法治疗免疫相关性血小板降低。

血小板

但是您需要注意活动尽量缓慢一些，注意监测大、小便的颜色，避免食用一些坚硬的食物，警惕各种出血。同时，要密切检测血小板变化。

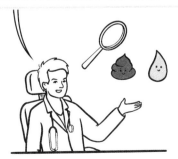

那我还能继续接受免疫治疗吗？

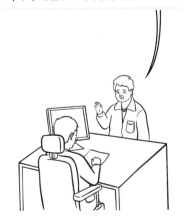

二 应对肿瘤免疫治疗的 **不良反应**

16

轻度的下降可以继续接受治疗。如果中度下降但监测血小板呈上升的趋势也可以考虑继续，否则就需要暂停治疗，直到恢复至一定水平。

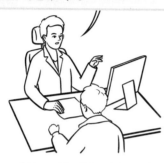

17

以您现在的情况，我们建议先完善相关的检查，明确血小板下降的原因。

如果是免疫治疗引起的，还有其他的治疗方式吗？

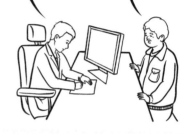

18

轻度的血小板下降不需要特殊治疗；如果出现更低的情况需要在医生的指导下服用激素治疗。

好的医生，那我先按你的建议做检查吧。

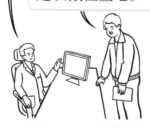

免疫治疗中
不可小觑的关节和肌肉

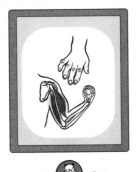

1

医生，我半年前开始应用 PD-1 单抗治疗，疗效一直不错。但最近这两周双手的几个小关节，总觉得肿胀，有时还稍有疼痛，吃片布洛芬就不疼了，这是什么原因呢？和免疫药物有关系吗？

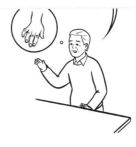

2

您双手的确有几个关节看起来是肿胀的，不过我还需要检查一下您其他部位的关节。请问，我这样按压关节您是否有疼痛的感觉？

现在没有疼痛。

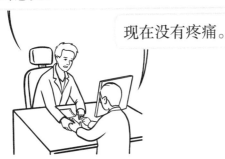

3

这种肿胀和偶尔的疼痛是否影响您的日常生活，比如拿筷子、写字受影响吗？

目前手指的灵活度没受到任何影响。

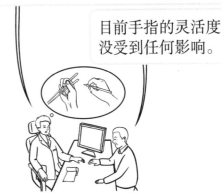

二

应对肿瘤免疫治疗的 **不良反应**

4

那您的手腕、肩膀、脚踝这几个关节有不舒服吗?

没有不舒服。

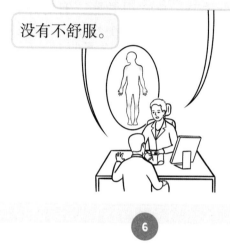

5

那您是否有全身肌肉无力或肌肉疼痛,眼皮无力或眼睛不舒服,或心慌、气短、胸痛等症状?

没有这些症状。

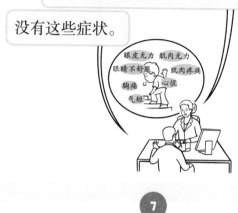

6

单从目前的情况来看,不能完全排除关节异常和免疫药物的关系。免疫治疗相关的关节炎症发生率比较低,一般发生在用药后5个月左右的时间。我们还需要再完善一些检查,进一步评估。

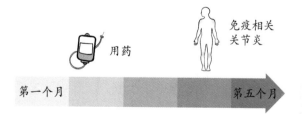

7

首先,需要完善手部关节的 X 片和 B 超。除外骨转移的可能,同时评估关节是否受到损伤。此外,还需要完善血肌酶等化验,评估是否存在肌肉损伤。

医生,还需要做哪些检查?

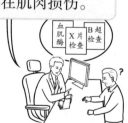

8

在除外骨转移及其他损伤的前提下，根据您目前的临床症状，考虑到布洛芬能够控制疼痛，日常生活没有受到影响，可以继续使用免疫治疗。

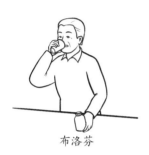

布洛芬

9

医生，这情况严重吗？

您不用感到紧张，但也不能掉以轻心。

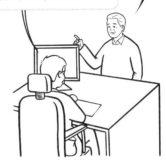

10

如果症状有所加重，则需要进一步完善血液学检查，包括C反应蛋白（CRP）、血沉（ESR）以及自身抗体的检查。同时，需要联合风湿免疫科等专科医生进行多学科诊治。

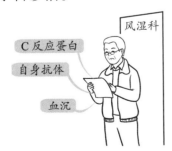

风湿科

C反应蛋白

自身抗体

血沉

11

需要格外注意的是，免疫治疗所引起的关节炎症，有时并不是单独存在的，可能合并眼部异常，或者肌肉的免疫反应。

那我还需要注意什么吗？

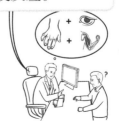

如果出现眼皮无力、肌肉无力或疼痛，乃至心慌、胸痛等症状，就要小心，需尽快就医评估。

谢谢医生！

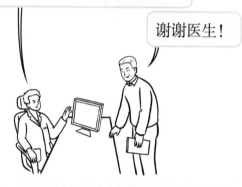

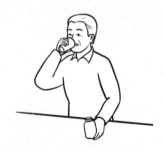

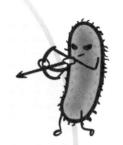
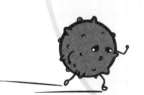
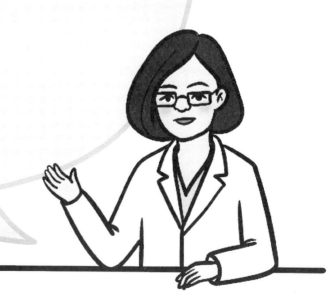

附录

国内 PD-1/PD-L1 适应证获批药物：

帕博利珠单抗、纳武利尤单抗、卡瑞利珠单抗、信迪利单抗、替雷利珠单抗、特瑞普利单抗、度伐利尤单抗、阿替利珠单抗、派安普利单抗、恩沃利单抗。

国内 PD-1/PD-L1 适应证获批瘤种：

食管癌、胃/食管胃结合部癌、肝癌、肺癌、霍奇金淋巴瘤、尿路上皮癌、黑色素瘤、鼻咽癌、头颈鳞癌、胸皮间膜瘤。

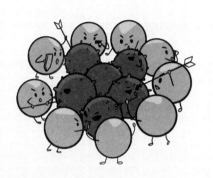

国内获批抗 PD-1 单抗适应证：

1. 消化道

帕博利珠单抗和卡瑞利珠单抗获批局部晚期或转移性食管鳞癌二线治疗。

纳武利尤单抗获批胃或食管胃结合部腺癌三线治疗。

帕博利珠单抗获批 MSI-H/dMMR 一线结直肠癌治疗。

信迪利单抗获批肝癌一线治疗，卡瑞利珠单抗、替雷利珠单抗获批肝癌二线治疗。

2. 非消化道

纳武利尤单抗获批经系统治疗 EGFR 基因突变阴性和 ALK 阴性的局部晚期或转移性非小细胞肺癌成人患者；含铂类方案治疗期间或之后出现疾病进展且肿瘤 PD-L1 表达阳性（表达 PD-L1 的肿瘤细胞 ≥ 1%）的复发或转移性头颈部鳞癌患者；联合伊匹木单抗治疗不可手术切除的、初治的非上皮样恶性胸膜间皮瘤成人患者。

帕博利珠单抗获批一线治疗失败的不可切除或转移性黑色素瘤；一线联合化疗治疗 EGFR 基因突变阴性和 ALK 阴性的转移性非鳞非小细胞肺癌、一线治疗 PD-L1 表达阳性（TPS ≥ 1%）的非小细胞肺癌、一线联合化疗治疗 EGFR 基因突变阴性和 ALK 阴性的转移性鳞状非小细胞肺癌；一线治疗 PD-L1 阳性（CPS ≥ 20）的转移性或不可切除的复发性头颈部鳞状细胞癌。

特瑞普利单抗获批既往接受全身系统治疗失败的不可切除或转移性黑色素瘤；尿路上皮癌二线治疗；既往接受过二线及以上系统治疗失败的复发/转移性鼻咽癌。

卡瑞利珠单抗获批至少二线系统化疗的复发或难治型霍奇金淋巴瘤治疗；一线联合化疗治疗 EGFR 基因突变阴性和 ALK 阴性的不可手术的局部晚期或转移性非鳞非小细胞肺癌；二线及以上进展或不可耐受的鼻咽癌；一线联合化疗治疗局部复发或远处转移鼻咽癌。

信迪利单抗获批至少经过二线系统化疗的复发或难治性经典霍奇金淋巴瘤；一线 EGFR 基因突变阴性和 ALK 阴性的不可手术的晚期或复发性非鳞非小细胞肺癌；一线联合化疗治疗不可手术的局部晚期或转移性鳞状非小细胞肺癌。

替雷利珠单抗获批经典霍奇金淋巴瘤三线治疗；尿路上皮癌二线治疗；联合化疗用于局部晚期或转移性鳞状非小细胞肺癌的一线治疗；一线联合化疗治疗晚期非鳞非小细胞肺癌。

派安普利单抗获批复发或难治性经典型霍奇金淋巴瘤。

国内获批抗 PD-L1 单抗适应证：

1. 消化道

恩沃利单抗获批用于经治的 MSI-H 结直肠癌、MSI-H 胃癌及 dMMR 实体瘤。

阿替利珠单抗获批肝癌一线治疗。

2. 非消化道

度伐利尤单抗获批用于同步放化疗后未进展的不可切除、Ⅲ期非小细胞肺癌；一线联合化疗治疗广泛期小细胞肺癌。

阿替利珠单抗获批一线治疗 PD-L1 高表达，且 EGFR 基因突变阴性和 ALK 阴性的转移性非小细胞肺癌；与化疗联合一线治疗广泛期小细胞肺癌。

国内 CART 治疗获批药物：

阿基伦赛注射液。

国内获批细胞免疫（CART）治疗适应证：

阿基伦赛注射液获批用于接受过二线或以上系统治疗后复发或难治性惰性非霍奇金淋巴瘤。

（附录获批信息截止到 2021 年 8 月）

图书在版编目（CIP）数据

图说肿瘤免疫治疗：专家为你解惑 / 沈琳主编 . —
北京：人民卫生出版社，2021.9 （2021.10重印）
ISBN 978-7-117-31781-8

I. ①图…　II. ①沈…　III. ①肿瘤免疫疗法 – 图解
IV. ①R730.51-64

中国版本图书馆 CIP 数据核字（2021）第 128224 号

人卫智网　www.ipmph.com　医学教育、学术、考试、健康，购书智慧智能综合服务平台
人卫官网　www.pmph.com　人卫官方资讯发布平台

图说肿瘤免疫治疗：专家为你解惑
Tushuo Zhongliu Mianyi Zhiliao: Zhuanjia Weini Jiehuo

主　　编　沈　琳
出版发行　人民卫生出版社（中继线 010-59780011）
地　　址　北京市朝阳区潘家园南里 19 号
邮　　编　100021
印　　刷　北京顶佳世纪印刷有限公司
经　　销　新华书店
开　　本　889×1194　1/24　印张:6
字　　数　161 千字
版　　次　2021 年 9 月第 1 版
印　　次　2021 年 10 月第 2 次印刷
标准书号　ISBN 978-7-117-31781-8
定　　价　56.00 元

E – mail　pmph @ pmph.com
购书热线　010-59787592　010-59787584　010-65264830
打击盗版举报电话:010-59787491　　E-mail:WQ @ pmph.com
质量问题联系电话:010-59787234　　E-mail:zhiliang @ pmph.com

55检